LA MALADIE

Recueil de textes non bibliques
pour réfléchir, méditer, célébrer

Présenté par Annick Pinel avec le concours
du comité de rédaction de « Vivre, Croire, Célébrer »

LES EDITIONS DE L'ATELIER

Les Editions Ouvrières
12 avenue Sœur Rosalie
75013 Paris

Dans la même collection, dirigée par Michel Scouarnec :

Série « Guides » :

Découvrir Dieu avec nos enfants, Louis Malle.
Renaître, Gérard Garnier et Abel Pasquier.
De tout leur corps, des jeunes te célèbrent, Philippe Denis.
Pour célébrer les sacrements des malades, Jean Godefroid.
Porter la communion aux malades et aux absents, Collectif.
La fête de notre mariage, Michel Scouarnec.
La foi, une aventure, Michel Retailleau.
Face à la mort des vivants. Pour célébrer les funérailles, Louis Malle.
Pour célébrer, Collectif dirigé par Michel Scouarnec.
La fête de son baptême, Collectif.
Pour célébrer la réconciliation, Bernard Marliangeas.

Série « Recherches » :

Les Sacrements, Louis-Marie Chauvet.
Pour comprendre les sacrements, Michel Scouarnec.
Pour célébrer l'Eucharistie, Henri Denis.
Vivre... Croire... Célébrer..., Michel Scouarnec, (nouvelle édition parue dans la collection : Foi Vivante).
Réconciliation aujourd'hui, Bernard Marliangeas.

Série « Beaux-Livres » :

Les sources du baptême. Découvrir les baptistères et les fonts baptismaux, Louis Malle.

Série « Recueils » :

L'amour, présenté par le Service de pastorale sacramentelle et liturgique du diocèse de Lyon.
La mort, présenté par le service de pastorale sacramentelle et liturgique du diocèse de Lyon.
Le pardon, présenté par Bernard Marliangeas et Louis Malle avec le concours du comité de rédaction « Vivre, Croire, Célébrer ».
La naissance, présenté par Louis Malle avec le concours du comité de rédaction « Vivre, Croire, Célébrer ».
Le pain et le vin, présenté par Paul Maire avec le concours du comité de rédaction « Vivre, Croire, Célébrer ».

Recueil de textes non bibliques pour vivre et accompagner la maladie

Nous connaissons le travail assidu, l'efficacité, le plaisir de se mouvoir, de marcher, de courir, de saisir les choses de la vie. Nous nous présentons des voeux de bonne santé, comme un bien précieux mais fragile.

Un jour survient la maladie comme une étrangère : un accident, une épidémie, une dépression.

Et la vie change de couleur et le moi et les autres, et le sens de la vie et la foi.

C'est vrai et pour ceux qui sont malades et pour les proches.

Depuis ses origines, l'homme a cherché les voies de la guérison et le recul de la douleur. Et dans ce sens, le christianisme a nommé Dieu au coeur de l'épreuve de la maladie, il a offert des gestes et des mots pour adoucir la douleur et pour guérir, comme un refus de la fatalité. Il a indiqué un chemin pour des paroles différentes sur l'homme et son Dieu.

Aujourd'hui, par des aumôneries, des chrétiens poursuivent ce témoignage dans les hôpitaux. Permanents ou bénévoles, ils assurent présence, écoute et prière, dans le respect des convictions de chacun, aux côtés du personnel soignant.

Ce recueil leur doit beaucoup. A leurs prière et parole s'ajoutent ici celles de malades, de convalescents, de soignants, de médecins et de croyants...

Ce recueil de textes est parcouru par la conviction chrétienne qu'au coeur de cette amère réalité qu'est la maladie, se trouve un des secrets les plus respectables de l'humanité. Il fait mémoire des signes du Royaume qui vient : « les boiteux marchent, les aveugles voient, les sourds entendent... »

Les textes sont regroupés en quatre chapitres qui reprennent la démarche du sacrement des malades, le temps de l'ouverture, le temps de la parole, le temps des gestes, l'envoi.

Ces textes, lus et médités invitent au dialogue avec soi-même et avec l'Autre... Ce recueil sera particulièrement utile à ceux qui veulent vivre le sacrement des malades en famille, avec des amis ou dans une assemblée paroissiale.

UNE PRÉSENCE
EN TERRE ÉTRANGÈRE

UN MONDE A PART

L'hôpital ou la clinique, c'est un monde à part, un autre monde. Claustration. Il a ses lois, son ambiance. Le monde « réel » est dehors, on l'aperçoit par la fenêtre.

Quand on y retourne, on est pris de vertige.

On peut s'habituer à l'hôpital. A partir, en tout cas, du moment où la douleur cesse, où l'on est seulement dans les soins et la fatigue, on peut s'habituer à vivre allongé sur son lit, en pyjama, hors de tout, simplement distrait par le téléphone et les visites, passant le temps à lire vaguement ou à somnoler.

La vieille énergie est oubliée, on se dissout dans une hébétude tranquille.

On finirait par aimer à vivre là et par craindre d'affronter le dehors si redoutable.

Hôpital, monde à part. En même temps, grossissement de ce qui fait notre condition ordinaire ; en tout cas, de quelques aspects majeurs.

Maurice Bellet

Une bosse et une grand-mère

Quand j'étais petit, mes parents m'adoraient, et surtout ma grand-mère. J'étais déjà comme je suis, naturellement. Mais moi, je ne le savais pas. Je veux dire que je ne savais pas la différence qu'il y avait avec les autres : la bosse, c'est traître, ça vous vient par derrière, on la voit pas... Chez les paysans il n'y a pas d'armoire à glace, on ne se voit que dans les yeux de sa mère, et naturellement, on s'y voit beau. Et puis un jour, un voisin, qui était très gentil, m'a dit : Oh, le joli petit bossu ! » J'ai demandé à ma grand-mère : « Qu'est-ce que c'est, un bossu ? » Alors, elle m'a dit : « C'est vrai que tu es un joli petit bossu, parce que tu as le dos un peu rond. Mais tu es beau quand même, et c'est même à cause de ça qu'on t'aime bien plus que les autres. » Alors je lui ai demandé : « Qu'est-ce que ça veut dire, un bossu ? » Alors, elle m'a chanté une vieille chanson :

Les petits bossus sont de petits anges
Qui cachent leurs ailes sous leur pardessus.
Voilà le secret des petits bossus.

C'est joli, mais ce n'est pas vrai. Moi, jusqu'à dix ans, je l'ai cru. Je croyais que les ailes me poussaient. Seulement, les grands-mères, c'est comme le mimosa, c'est doux et c'est frais, mais c'est fragile. Un matin, elle n'était plus là. Une bosse et une grand-mère, ça va très bien, on peut chanter. Mais un petit bossu qui a perdu sa grand-mère, c'est un bossu tout court.

Marcel Pagnol

ÉTRANGER À MOI-MÊME

Mes mains ne m'obéissent plus,
la maladresse me gagne.
Qui me fera manger ?
Ami, comment pourrais-je t'écrire ?

Mes douleurs ont repris
et, la nuit, me harcèlent de partout.
Je ne suis plus qu'une chair brûlante...
Captives de l'enveloppe,
mes pensées s'agitent, s'affolent,
se brisent dans la cage.
J'ai peur de délirer.

Pour me tenir debout
une coque rigide
m'enserre tout le tronc.
Je ne vois plus mes pieds,
j'ai peur de l'escalier.
Qui me tiendra la main ?

Tout mon corps est maigreur.
Je crains le miroir et l'image,
je crains le regard de l'autre
qui me reflètera
celle que je ne veux pas offrir.
Mon corps me déshabite.

Christiane Glèze

ÊTRE AIMÉ DANS CET ÉTAT

Pas une idée, pas une émotion, pas une réflexion ne me distrayait de cette occupation absorbante : continuer à vivre.

J'envisageais le pire sans peur, mais y a-t-il lieu d'être fier de cette indifférence ? Je m'étais tellement dit : « J'ai vécu mort, je veux mourir vivant »... et je ne vivais pas du tout ma mort.

Je cherchais confusément quelle sorte de prière était possible en cet état : me remettre en Ses mains ? Facile. L'espérance ? Oui, au-delà de tout espoir précis. Simplement confier ceux que j'aime, et m'abandonner.

A ma convalescence, je me suis interrogé sur cette nouvelle expérience. D'où me venait donc cette sorte d'indifférence ? Sans doute parce que je n'ai jamais beaucoup compté à mes yeux, je n'ai jamais osé croire que je pouvais compter pour les autres. Il me semblait que l'on ne pouvait m'aimer que pour mes qualités. Or voilà que pendant quelques jours je me suis trouvé totalement privé, démuni de qualités et sans effort pour en acquérir. J'étais réduit à n'être *que* moi et sommé de croire que malgré tout il était possible d'être aimé dans cet état.

Cela m'a permis de comprendre que l'on n'est jamais aimé que pour rien. Si nous étions aimés pour nos qualités, nous pourrions courir le risque perpétuel de cesser d'être aimés en perdant les raisons de l'être. L'amour s'adresse en nous bien au-delà de ce que nous pouvons faire pour le mériter. Il s'adresse à notre être deviné, suscité, ressuscité justement parce que l'on nous aime.

Louis Evely

UN PASSAGE DÉCAPANT

C'est Vauvenargues, je crois, qui disait : « Qui sait tout souffrir peut tout oser. » Cette épreuve m'a nettoyé l'âme (mais à quel prix !). Avant le 22 mai 1985, je partais dans tous les sens, comme beaucoup d'hommes de ma génération : curieux mais finalement insatisfait de tout, éparpillé. Peut-être avais-je un *moi* trop multiple. Certes, on pourrait prendre cette diversité pour une vertu. Notre époque tient le disparate pour une richesse. Mais je crois que c'est plutôt un signe d'indigence. A vouloir être trop, nous ne sommes rien. Cette terreur des gens à ne pas être dans le coup ! Ils courent, ils courent mais le vieux monde est toujours devant eux. Cette plasticité aux humeurs du temps, je la refuse. C'est fatigant d'être un comédien. Beaucoup de gens ressemblent à la profession de foi de ce personnage de Sartre : « Il faut avoir le courage de faire comme tout le monde pour n'être comme personne. » Je me méfie de quelqu'un dont on dit : « Tout le passionne. » Moi aussi, avant mon enlèvement, je me « passionnais » pour tout. Je crois avoir perdu cette versatilité.

Aujourd'hui, je me sens apaisé, pacifié de l'intérieur. La proximité de la mort m'a remis les idées en place. Les choses m'apparaissent plus clairement qu'avant. J'ai perdu le goût du détail.

Jean-Paul Kauffmann

TU ES LÀ

Je te fais confiance, tout comme au premier jour. J'ai fait et je fais l'expérience du désert et du silence, de ce temps où les appuis humains se dérobent et où moi-même je tremble de moi... mais tu es là dans cette détresse de l'homme, présent en chaque instant comme une lumière dans le lointain. Tu es là. Qui pourrait le croire en certains instants si douloureux ? Oui tu es là, sans aucun doute, t'approchant de l'isolé, de l'humilié, du meurtri, de l'infidèle, du pauvre avec encore plus de sollicitude et d'amour. Tu es là, sans l'ombre d'un doute. Mon Dieu, je sais que tu es là, pour chacun d'entre nous avec le même amour, la même tendresse. Alors, mon Dieu, pourquoi ce soir est-il si lourd à porter, pourquoi acceptes-tu que je sois si fragile ? J'ai tant besoin de force pour vivre demain. Pourquoi toi qui aimes tant, veux-tu cette faiblesse de l'homme ? Je sais que tu ne le veux pas, mais elle existe cette fragilité, et plus elle se manifeste plus elle devient un cri vers Toi, mon Dieu pourquoi faut-il ce temps et cette souffrance, pourquoi mon Dieu ? Pour participer à la Rédemption du monde, alors pourquoi ne pas accueillir ce temps comme témoignage de ton appel et de notre alliance pour que le monde croie ?

Alors, mon Dieu, ce soir, une fois de plus je te fais confiance et te donne mon accord, aussi fragile soit-il, pour que notre alliance soit signe, au milieu des hommes, de ta Présence et de ton Amour.

Michel Chabert, 23 mars 1980

EN VISITANT DES MONUMENTS RELIGIEUX

Visiter une église de campagne ou une cathédrale, c'est souvent faire un voyage dans le Moyen Âge, dans sa façon d'aborder l'existence et en particulier, la maladie.

Par les statues et les vitraux, nous plongeons dans un monde de piété qui nous est étrange. On y retrouve souvent saint Sébastien et son corps criblé de flèches et saint Roch accompagné d'un chien, la Piéta, la mère qui reçoit dans ses bras le corps de son fils, la Vierge qu'on habille d'un manteau protecteur... Chaque église, chaque région a aussi ses saints qui n'ont pas laissé de trace dans le calendrier. Mais il y a une constante : beaucoup de ces saints qui sont représentés, guérissaient une maladie. Et ils étaient surtout invoqués pour protéger et rassurer. Pourquoi saint Sébastien est-il si fréquemment représenté dans les églises ? C'est qu'il était considéré comme un bon protecteur contre la peste, cet immense fléau qui toucha la France et l'Europe aux XIVe et XVe siècles. Si saint Sébastien, criblé de flèches par les archers de l'empereur Dioclétien avait réchappé de ses blessures, comme le racontait la Légende Dorée, il pouvait protéger ses dévots de la peste.

Saint Marcouf, lui, guérissait des écrouelles, saint Léonard était invoqué pour la marche des enfants, tel autre était invoqué pour l'eczéma des enfants, tel autre pour les difficultés respiratoires... Et si ce n'était dans les églises, la démarche se faisait à une fontaine sacrée ou dans un lieu échappant à la maîtrise du clergé.

Au temps où la médecine n'existait pas comme science, on se tournait vers le ciel et ses habitants, comme autant d'anges gardiens.

Comment pourrait-on sourire avec mépris de ces pratiques moyenâgeuses qui n'échappaient pas toujours à la superstition ? Nous sommes si proches de nos ancêtres par le sentiment de fragilité qu'impose la maladie et par la confiance qui est à la source de tout remède. Chaque époque de l'histoire des hommes a eu ses calamités : de la lèpre à la peste, de la tuberculose au cancer, de la polyomiélite au sida.

Aujourd'hui nous avons la médecine et ses professionnels de la santé et la protection sociale. Quel fossé avec ce temps où la maladie n'avait souvent que des recours spirituels. Mais il n'y a pas de rupture dans la recherche de sécurité, dans les interrogations, la douleur, et le refus de la douleur... La foi continue à nommer un Dieu qui guérit, par la main et par le coeur des humains et par la communion des saints, car les Évangiles ne manquent pas de récits de guérison.

La visite d'une église nous resitue dans ce long cortège des humains de tous les temps confrontés à la maladie, désespérant, pleurant, se révoltant et plus encore habités d'une espérance têtue aux parures changeantes mais qui emprunte aux mêmes sources divines.

Louis Malle

JE VIENS D'ENTRER EN MALADIE

Je viens d'entrer en maladie.
Mon premier mouvement,
c'est d'y voir du gâchis de vie.
Aide-moi à lutter contre ce sentiment.
Avec toi, tout est à vivre.

Je vivrai d'abord l'obéissance :
au docteur, aux remèdes, aux soins,
aux précautions à prendre.
Docilement, mais sans excès :
je ne suis pas que ma maladie, je reste un homme !
J'essaierai de supporter
les moments aigus de souffrance.
Humblement, puisque je suis de l'espèce douillette.
Je te dirai : regarde ce pauvre petit soldat !
Ne me retire pas du combat
mais donne-moi la force pour tenir.

Je prierai. Je vais avoir le temps.
Pas forcément le goût, mais je veux me souvenir
que tu donnes toujours le goût de prier
à ceux qui essaient de prier.
Je vais être en plein chantier
de ton oeuvre de rédemption,
très proche de toi,
puisque le sommet de ta vie de Sauveur
a été l'heure de la souffrance.
Seigneur, que ma souffrance soit de la vie
pour les autres et pour moi.

André Sève

La solitude qui nettoie

Vous vous souvenez du fameux mot de Pascal : « Tout le mal de l'homme vient du fait qu'il ne peut se tenir seul dans une chambre. » Notre « chambre » était une cellule sombre, sans aucun meuble. Le dallage était froid, les murs nus. C'est dans cette nudité et ce dénuement absolu qu'il a fallu organiser cette vie intérieure nécessaire à la survie. Je dis « il a fallu », mais c'est justement l'indigence qui a favorisé cette organisation. C'est dans le silence et dans le noir, rivé à ma chaîne, que j'ai rassemblé tout ce qui était éparpillé auparavant dans ma vie d'homme libre. Enfin, je pouvais faire le ménage dans ma tête. J'en parle comme si je bénéficiais d'un privilège, alors que c'était l'horreur, mais je reconnais que dans ma vie d'homme libre, je n'avais pas eu le temps – ou l'envie – de faire ce nettoyage. Je m'aperçois ainsi qu'avant mon enlèvement, j'avais du mal à me retrouver face à moi-même. Pour le moindre temps libre, je me munissais d'un livre ou d'un journal : chez le dentiste ou voyageant dans le train ou en avion. Rester seul : c'est une chose que je ne parvenais pas à faire. Je croyais que le fait de rester seul avec ses pensées sans l'appui ou le secours d'un livre était une façon de perdre son temps...

Jean-Paul Kauffmann

LE PLUS DUR

Le plus dur n'est pas la douleur.

Je ne parle pas de la douleur transperçante, térébrante, qui vous laisse pantelant, hagard, qui fait crier, qui déchire tout. Ni non plus de cet innommable, l'état d'après anesthésie par exemple, où l'on n'est plus, où qui je suis se dissout dans une souffrance sans contours et sans mots. Le paysage de l'âme est alors comme la Sibérie de l'ouest, la « terre oubliée de Dieu » : un marécage infini, glace fondante noyée dans un ciel opaque.

Je parle ici de la douleur ordinaire, celle qui ne vous lâche pas, ni jour ni nuit, qui vous fait le sommeil (même aidé de médicaments) agité et haché. Mais c'est une douleur assez limitée pour qu'on puisse être en face, ou la porter. On n'est pas perdu, anéanti dedans.

Elle dure. Elle vous tient le long temps où le corps a perdu son inestimable, son prodigieux équilibre (le miracle quotidien ne vous étonne pas, tant qu'il se maintient).

Alors, le pire c'est l'inquiétude. C'est se demander : Combien de temps ? Et ce qui ne marche plus va-t-il remarcher ? Et quelles séquelles ? Et quel traitement ? Et ont-ils raison, ces docteurs pas toujours d'accord, si souvent lointains, pressés – trop sûrs ou inquiets ? Et cette petite douleur nouvelle, qu'annonce-t-elle ?

Et toutes les inquiétudes en plus, sur les affaires en panne, les questions pratiques, l'argent et le reste.

Si l'inquiétude pouvait se taire tout à fait – si par exemple je *savais* que dans dix jours, quinze jours, un mois, tout sera en place – alors je porterais gaiement le malheur du jour.

Mais ne pas savoir... Sentiment, parfois, d'une histoire à la Kafka. On ne sait pas où ça débouche, on croit qu'enfin le chemin remonte et, à nouveau, la chute, la misère imprévue qui vous prend par le travers. C'est cette répétition de la mauvaise surprise qui finit par miner la brave confiance que vous aviez en votre propre corps et en la vie qui répare tout.

Les reptiles de l'inquiétude, ils vous tiennent, vous serrent, vous empoisonnent de leur venin.

L'équilibre est rompu, la maison est cassée, l'avenir est incertain. Veille épuisante au bord de la menace inconnue.

Apprendre à vivre au jour le jour. A chaque jour suffit sa peine.

Maurice Bellet

LA MISÈRE DE DIEU

Les hommes vont à Dieu dans leur misère,
Ils demandent du secours, du bonheur et du pain,
Demandent d'être sauvés de la maladie, de la faute et de la mort,
Tous font cela, tous, chrétiens et païens.
Des hommes vont à Dieu dans sa misère,
Le trouvent pauvre et méprisé, sans asile et sans pain,
Le voient abîmé sous le péché, la faiblesse et la mort,
Les chrétiens sont avec Dieu dans sa Passion.
Dieu va vers tous les hommes dans leur misère,
Dieu rassasie leur corps et leur âme de son pain ;
Pour les chrétiens et les païens Dieu souffre la mort de la croix,
Et son pardon est pour tous, chrétiens et païens.

Dietrich Bonhoeffer

JE SUIS LÀ

Amaigrie, transparente,
tu es là, couchée.
Tu souffres, un bref sourire t'éclaire
lorsque tu n'en peux plus de gémir.

Et moi, je suis là
assise...

Ta douleur envahit mon être,
ta misère habille mon coeur, ma tête est vide,
tes larmes me brûlent.

Dis-moi, regarde-moi : au bout de cette agonie,
la force de nos espoirs
percera-t-elle l'obscurité ?

NE ME JUGEZ PAS !

Je suis un malade. Pas un salaud, pas un pauvre type. Et cette vérité toute neuve me rendait heureux. Un malade, vous entendez ? Vous qui me regardez de travers, qui me jugez, qui détournez la tête dans la rue, vous qui me reniflez ostensiblement sous le nez quand je vous dis bonjour, vous qui me méprisez quand mes mots s'emmêlent et que mes pattes trébuchent.

Je suis un malade, c'est vrai, mais j'avais envie de dire à la cantonade : Vous, vous êtes malhonnête de me mépriser, de ne pas essayer de comprendre, de me rayer de la liste des vivants. L'alcoolisme est une maladie, pas une tare. C'est une souffrance, pas un plaisir. C'est un esclavage, pas une rigolade.

Lucien

SI VOUS ÉTIEZ NÉ INDIEN

Si vous étiez né indien ? Imaginez un petit peu, ça ne coûte rien... Votre mère vous aurait mis au monde dans un coin de la cabane, allongée sur un tas de guenilles. Le cordon ombilical, on vous l'aurait coupé avec un tesson de bouteille ou un couteau rouillé. On vous aurait appelé Raz. A sept ans, votre mère vous ficelle un vieux torchon autour des hanches : finis les jeux insouciants dans la poussière et le soleil. Vous êtes un homme, on vous envoie aider votre père aux champs et garder les chèvres. Il n'y a pas d'école pour les petits paysans indiens ; vous ne savez ni lire ni écrire... et encore heureux que vous soyez en vie ! La moitié de vos petits copains d'enfance sont déjà dans l'autre monde. Il vous reste à peu près une vingtaine d'années devant vous et il s'agit de vous dépêcher si vous voulez en profiter un peu. A quinze ans, on vous marie avec une fille de treize, et vous voilà bientôt père de famille. Vous l'aimez bien votre petite Profulla, vous en êtes fier, mais tant de maladies et de maléfices rôdent. Un jour elle reste allongée dans un coin de la hutte, et vous êtes là à vous morfondre, impuissant, ne sachant que faire. Pas de docteur, ni de médicaments. Malgré l'aide des voisines, malgré les prières, les herbes et les tisanes votre gosse, elle crève là, sous vos yeux d'on ne sait quoi. Et vous continuez à exister... Vous arrivez à vingt-sept ans ! Et c'est fini. Épuisé par la dysenterie et mille autres maux, vous cessez de souffrir.

Georges Douart

L'INQUIÉTUDE, L'HUMILIATION, LA DÉPENDANCE

Voici qu'on dépend totalement d'autrui. Pour survivre. On est entre les mains des médecins, des infirmières, des aide-soignantes. Livré.

Tellement dépendant qu'on craint de protester lorsqu'ils font mal ou se font attendre ; lorsque, vraiment, ils manquent à leur tâche. On a peur d'eux. Ils sont tout-puissants.

Mon pauvre voisin, âgé, immigré, n'ose pas la nuit appuyer sur le bouton d'appel – il a « peur de déranger ».

On souhaite, on attend la bienveillance, le sourire, le mot plaisant. On espère cette espèce de complicité élémentaire qui rend proche : par un mot drôle, un geste compris, une remarque entendue.

L'irritation, l'agacement sont insupportables. Et plus encore l'indifférence ; le sentiment d'être le lit numéro tant, la perfusion ou la sonde du 220.

Dans la douleur, dans la faiblesse : dépendance effrayante.

On comprend à quelles folies peut mener la peur d'être repoussé par les autres, de ne plus compter, de n'être plus ni écouté ni regardé. On comprend que des hommes puissent s'avilir, se déshonorer – ou se faire tuer – pour éviter ça. Tout, plutôt qu'être rejeté ; tout, pour rester « avec eux ».

Maurice Bellet

Ouvrir une brèche

Je me souviens fort bien, c'était le 11 novembre 1938, mon voisin me dit : « Regarde petit ! » et, relevant le bas de son pantalon, il me montra une énorme balafre, « une belle cicatrice ». A Verdun, un éclat d'obus avait arraché une partie de son mollet droit.

Heureux d'avoir échappé à cette tourmente insensée, il montrait sa mutilation comme un trophée. Elle était, pour lui, tout à la fois signe de la gloire, trace de la lutte opiniâtre et conclusion de la bataille victorieuse. C'était une sorte de triomphe :

– triomphe des secouristes qui l'avaient arraché aux premières lignes pour le ramener dans une ambulance de campagne,

– triomphe des chirurgiens militaires qui lui avaient « sauvé » sa jambe,

– triomphe de la santé sur la gangrène,

– triomphe de la vie sur la mort,

– triomphe de son moral sur la souffrance aiguë qui sape le vouloir-vivre.

Pour lui, sa cicatrice n'était pas une balafre hideuse et déformante, mais un signe de victoire. Cette trace dans sa chair vive témoignait qu'il avait échappé à une mort atroce.

Les autres l'avaient tiré de ce mauvais pas ! Ils avaient ouvert une brèche dans le mur de la « mort certaine ».

Une oreille attentive et un coeur disponible

« Qu'est-ce que je vais devenir ? » « Pour les enfants, je fais semblant, mais quand ils dorment, je pleure. »

« Mon frère est mort, je n'ai plus le droit d'être heureux. »

« Je ne sais plus d'où je suis, de Tunisie ou de France, je suis un poids pour tout le monde, à quoi bon vivre ? »

Derrière ces mots récoltés au fil de mon travail, un regard qui, chaque fois, en dit long...

Je n'ai souvent à offrir que mon écoute et un peu de chaleur.

D'ailleurs, ils attendent un regard et un coeur ouvert, plus qu'un porte-monnaie ouvert et une conscience soulagée...

Bien sûr, cela m'emmène loin, à regarder ma propre vie, ma propre souffrance, mes propres peurs... et souvent, quand je m'endors, leurs visages m'habitent...

Simone de Beauvoir disait : « Toute douleur déchire, mais ce qui la rend intolérable, c'est que celui qui la subit se sent séparé du monde ; partagée, elle cesse au moins d'être un exil... »

Puissé-je être chaque jour une oreille attentive et un coeur disponible...

Babeth Dirsit

DEMANDE-MOI

Ami,
tes fleurs, tes cadeaux, ta présence me comblent,
mais surtout n'oublie pas
qu'au pays de la maladie,
je ne suis pas statue à visiter.
Je puis encore tant donner.

Demande-moi de t'inviter
à partager la « soupe » avec les tiens
et redonner mémoire
aux murs de ma maison.

Demande-moi d'être auprès de tes enfants
celle qui raconte,
éveille les songes,
illumine leurs yeux
qui font battre mon coeur d'enfant.

Demande-moi ma voix
pour éclairer la nuit
de ton amie aveugle,
et oublier ma nuit.

Demande-moi de partager ta peine.
C'est toi que tu me donnes.
Je suis deux maintenant,
et ma peine est moins lourde.

Christiane Glèze

Prière pour les hommes de mauvaise volonté

Seigneur,
quand tu viendras dans ta gloire
ne te souviens pas seulement
des hommes de bonne volonté,
mais souviens-toi aussi
des hommes de mauvaise volonté.
Ne te souviens pas alors de leurs cruautés
de leurs sévices, de leurs violences.

Souviens-toi
des fruits que nous avons portés
à cause de ce qu'ils ont fait.
Souviens-toi de la patience des uns,
du courage des autres,
de la camaraderie, de l'humilité,
de la grandeur d'âme,
de la fidélité qu'ils ont réveillés en nous.

Et fais Seigneur,
que les fruits que nous avons portés
soient un jour leur rédemption.

(Prière d'un juif écrite sur un papier d'emballage
juste avant de passer à la chambre à gaz.)

Citée par A. Ducharme

LA RÉVOLTE, LE SILENCE ET LE CHEMIN DES MOTS

UNE LETTRE À DIEU

J'ai connu Jacques, malade du sida, dans un couloir d'hôpital. Assis sur un banc commun, nous attendions depuis une heure et quart. Il avait en effet le regard mort, comme beaucoup en ce lieu. Soumis, écrasé. J'écrivais sur du papier brouillon, dans tous les sens de la feuille, sans faire attention à lui, à part le bonjour premier. Au bout d'un moment, avec impertinence selon moi, il m'a demandé à qui je griffonnais ce qui lui semblait être un poème.

– A Dieu. Je lui envoie une lettre. Il saura lire, ne vous inquiétez pas, lui ai-je répondu. Ça a dû l'étonner.

– Ça coûte combien le timbre ? a-t-il rétorqué un peu persifleur.

– Oh, je ne sais pas ; je pense que pour lui, c'est gratuit, ai-je répliqué sans réfléchir. Sans aucune convenance, il a pris ma feuille noircie, l'a retournée et a écrit en travers : « A Dieu... La vie, c'est de la m... Signé : Jacques ». Il est parti sombre, sans plus d'explications. J'ai souvent prié pour ce Jacques inconnu qui avait tant dit en peu de mots. J'ai envoyé ma lettre à Dieu... en petits confettis dans la Seine...

Pascale

LAISSE-MOI MA RÉVOLTE

Je connais bien la recommandation de Mgr Veuillot à ses prêtres, peu avant sa mort : « Devant un souffrant, de grâce, sachez vous taire. Vous ne savez pas le mal que vous pouvez faire »...

Elle est entrée chez moi. Je l'ai écoutée. J'ai essayé d'accueillir sa souffrance dans la communion silencieuse... J'ai essayé de manifester que je la portais avec elle, sans avoir de réponse... Pourtant, je voulais intensément l'aider à vivre... Alors, dans un second temps, j'ai risqué quelques phrases... Elle les a accueillies avec un sourire. Je crois qu'elle les attendait. Mais elle ajoutait toujours : « Laisse-moi ma révolte ! »... J'ai compris peu à peu qu'elle en avait besoin pour lutter, pour ne pas se laisser aller. J'ai compris que cela ne supprimait pas le désir de vivre positivement. Il fallait tenir les deux ensemble !

Robert

UN POINT DE RENCONTRE EXCEPTIONNEL

Le principal don que nous puissions faire aux autres, c'est celui de notre temps. Dans cette perspective, l'hôpital devient un point de rencontre exceptionnel entre la science et la religion, la clinique et la compassion. Il est – ou il devrait être – un lieu où chacun retrouve sa plus authentique personnalité et sa vraie valeur devant les hommes et devant Dieu. Il est – ou il devrait être – le révélateur de la « communion des saints », cette très belle conviction chrétienne – affirmée dans le credo – qui assure que nous sommes, tous, solidaires, unis dans le temps et l'espace, tous membres les uns des autres, en deçà et au-delà de la mort.

Jean Delumeau

Prière

Mes appels
mes détresses
mes râles
mes angoisses
mes gerbes noires

C'est tout pour Toi

Mes vides
mes absences
mes déroutes
mes écarts
mes mots évanouis

C'est tout en Toi

Ma joie
mon blé
mon vin de feu
mon feu sans fin
mon Seul

C'est Toi

« Quand j'appelle
Tu réponds
Dieu, ma justice
Écoute ma prière »

Psaume 4

Nous croyons

Credo

Nous croyons en Dieu
Malgré son silence et son secret, nous croyons qu'il est vivant.
Malgré le mal et la souffrance, nous croyons qu'il a fait le monde pour le bonheur de la vie.
Malgré les limites de notre raison et les révoltes de notre coeur, nous croyons en Dieu.

Nous croyons en Jésus-Christ
Malgré les siècles qui nous séparent de lui, nous croyons en sa parole.
Malgré sa faiblesse et sa pauvreté, nous croyons que sa mort est notre vie.
Malgré nos incompréhensions et nos refus, nous croyons en sa résurrection.

Nous croyons en l'Esprit Saint
Malgré les apparences, nous croyons qu'il conduit l'Église.
Malgré la mort, nous croyons à la résurrection.
Malgré l'ignorance et l'incrédulité, nous croyons que le Royaume de Dieu est pour tous les hommes.

DONNE-MOI ENCORE UN PEU DE TEMPS

Quand, quand, quand ?
Quand viendras-tu chercher
le livre de ma vie ?
Attends encore un peu,
je le relis,
je ne peux le laisser ainsi.

Vois ces pages,
il y a tant de ratures, de dérapages,
tous ces conflits avec les autres,
je veux les effacer
et leur dire
que j'ai pu pardonner.
Donne-moi encore un peu de temps.

Vois ces pages
et tous ces blancs,
toutes ces lignes vides,
ces rendez-vous manqués
où je ne t'ai pas trouvé.
Je sais maintenant
que mes yeux aveugles
ne savaient pas te voir.
Pour me réconcilier,
donne-moi encore un peu de temps.

Je voudrais remplir
ces toutes dernières pages
de diaprures de joie
et de fleurs ciselées,
des élans de mon coeur
pour écrire ton nom.

Christiane Glèze

JE VOUDRAIS BIEN COMPRENDRE

Ne me dis pas, Seigneur, que tu n'y es pour rien du tout ! Si tu es Dieu, tu dois bien y être pour quelque chose. Non que tu aies prévu ou créé l'avènement du mal, en créant un monde mauvais. Non, je crois que tu as voulu un monde beau et bon pour l'homme. Mais, le mal, tu l'as tout de même bien permis, en ne faisant rien pour qu'il n'existe pas ! Je ne sais ti tu n'as pu ou si tu n'as voulu rien empêcher... Ce que je sais, c'est qu'**il est difficile de parler de ton innocence absolue...** Comme Job, je voudrais bien comprendre la souffrance innocente qui touche ma voisine, mon bébé, tel ou tel pays tout entier, des tas de justes de par le monde.

Dis-moi encore : pourquoi as-tu fait un monde inachevé ? Pourquoi as-tu accepté que nous fassions route dans un monde imparfait où la haine engendre des camps de concentration et où l'absence de pluie fait dépérir des nouveaux-nés ? Enfin, pourquoi as-tu permis que tes enfants bien-aimés, les hommes et les femmes de cette terre, aient un coeur de pierre, un coeur responsable du mal ?

MALADIE D'AMOUR

Le malheur des hommes vient de ce qu'ils ne sont pas aimés des autres mais personne ne veut aimer le premier et la nuit s'étend sur le monde.

Charles Moeller

Celui que tu aimes est malade

Vois, Seigneur,
dans quel état je me présente à toi :
inerte,
bloqué,
inconscient,
sourd,
muet...

Ma seule réussite
est d'être si parfaitement vide !
Que vas-tu pouvoir faire de moi ?
As-tu jamais connu un être
plus récalcitrant,
plus fermé à ton appel,
plus imperméable à ton influence ?

Et, ce qu'il y a de plus grave,
c'est que, quelque part en moi,
j'aime d'être malade ainsi,
j'aime de ne plus penser à rien,
j'aime de ne plus rien vouloir,
j'aime de ne plus rien aimer.

C'est bon d'être enfermé en moi-même,
sans tous ces autres qui
me harcèlent,
me dérangent.
C'est bon d'être exempté de service,
justifié de ne plus rien faire.

Surtout,
ne viens pas m'importuner de tes soins,
me menacer de guérison !

Je crains ton approche.
Je sais le pouvoir que tu as sur moi.
Retentit déjà au fond de moi
le bruit des pas que tu fais
à ma rencontre...
Je redoute ce moment où
je me retrouverai en ta présence,
sans armes,
sans défense.

Car
tu me connais comme personne,
tu me parles
comme on ne m'a jamais parlé,
tu me ressuscites
comme je n'avais jamais vécu.

Et me voilà debout devant toi,
sans m'apercevoir que déjà
je m'étais levé.

Louis Evely

DEVANT DEUX BOUTS DE BOIS

Elle me taraude
et mon corps
n'est qu'une torsion
de muscles raidis.
J'ai mal
et rien n'y peut rien
et personne ne m'arrache cette lame
qui me fouaille les membres.
J'ai mal et j'envie
ceux qui rient
et dont le corps est entier.
On me l'a dit
et je l'ai moi-même répété :
le jour viendra
où les raidis se lèveront en riant
et où les chansons briseront
les fenêtres des hôpitaux.
Mais aujourd'hui
je ne suis qu'un cri éclaté.
J'ai mal
et mon corps se tord.
C'est si facile de parler d'avenir
et de sourire, épanoui,
quand le corps est à la danse.
Mais lorsque le corps se tord !
On me l'a dit
et je l'ai moi-même répété :
aucune souffrance n'est inutile
et je le crois encore.

Mais qu'il est léger
le poids des paroles
et qu'elles deviennent fadaises
quand il ne reste
qu'un corps qui se tord.

L'unique chose que je regarde
encore
quand la lame me fouille,
ce sont ces deux bouts de bois
croisés, entremêlés,
et qui portent de Dieu
le corps qui se tord.
(Est-ce mon corps ?)

Charles Singer

C'EST TROP LONG

Celui qui sait par expérience ce que c'est que de souffrir de souffrance lancinante des nuits entières, ces nuits que l'on appelle nuits blanches...

Celui qui sait par expérience ce que c'est que d'appréhender de repasser pour la énième fois sur la table d'opération...

Celui qui a éprouvé jusqu'aux larmes l'incapacité de pouvoir soulager le malade que l'on veille depuis des semaines...

Celui-là comprendra sans discours :
Psaume 13 : c'est trop long...

C'est trop long, Seigneur,
Vas-tu m'oublier jusqu'au bout ?

C'est trop long, Seigneur,
Je n'en peux plus de ton absence.

C'est trop long, Seigneur,
Jour et nuit le trouble est dans mon coeur.

C'est trop long, Seigneur,
Laisseras-tu le mal triompher de moi ?

Regarde et réponds-moi, mon Dieu,
Accorde à mes yeux ta lumière.

Pierre Talec

MON CORPS POUR REJOINDRE MES FRÈRES

On m'a mis
dans des draps blancs
pour mieux cacher le sang.
On m'a retiré
du circuit des vivants.
Combien de temps encore
la douleur fermentera-t-elle
dans les fibres de mon corps ?

Ce que je veux, Seigneur,
c'est mon corps
et que mon âme
à nouveau puisse chanter.

Ils viennent me voir
pour me rassasier de pitié
et ils repartent dans l'autre monde
où l'on oublie les gisants.

Mais moi, je reste pris au piège
dans des draps si blancs
qu'ils cachent le sang
que je n'arrête pas
de semer dans les larmes.
Combien de temps encore
avant de mettre la joie en gerbes ?

Ce que je veux Seigneur,
c'est mon corps
et rejoindre mes frères.
Quand ramèneras-tu ma vie de la fosse ?

Charles Singer

COMMUNION DES SAINTS

Nul bien-portant ne peut savoir quelle intense richesse, quelle immense puissance de vie et de communion, la douleur peut contenir. Pendant les nuits et les jours d'insomnie, les minutes se transforment en siècles, les secondes en années. L'esprit peut être plus lucide et plus actif que jamais, brasser en quelques minutes des années de vécu, remettre tout en cause, reposer toutes les questions, dialoguer avec Dieu, avec les amis et les copains, avec la vie... Les visages reviennent, précis, vivants. Les plus éloignés de ceux que nous avons rencontrés dans notre vie sont là, présents. De cinq minutes en cinq minutes, la douleur se moque de la durée et des lieux. Car seuls la douleur et l'Amour sont capables de perturber ainsi l'espace et le temps.

Ce n'est pas la seule découverte que nous ayons faite, Madeleine et moi. Ce qui nous a le plus frappés, c'est cette amitié, cette affection. Nous savions, certes, qu'elle existait d'une façon latente. Nous en vivions tous les jours sans presque plus nous en apercevoir. Voilà que cela nous revient de tous les bouts. La famille, les enfants, les copains et copines, les amis et amies. C'est comme si les gouttes, et parfois plus que des gouttes d'amitié et d'amour versées tout au long d'une vie, nous revenaient à grosses vagues... Nous ne savions pas à quel point l'épreuve pouvait être une merveilleuse mobilisation de fraternité, de solidarité, d'amitié. Nous l'avons découvert en rendant grâce à Dieu.

Fredo Krumnov

DES MOTS QUI FONT EXISTER

Dans le roman de Thierry Maulnier, *La maison de la nuit*,

Hagen est face à face avec Lise qui sait qu'elle a été jouée et qu'elle va mourir. Il doit répondre à ce regard, à ce cri où il reconnaît la plus tragique attente humaine. Il faut qu'il réponde tout de suite. Il faut qu'il trouve les mots qui apporteront peut-être une sérénité dernière à ce visage de torturée.

Ce dont elle a soif comme d'une eau vive,
ce sont des mots, qu'elle puisse comprendre,
des mots qui ne s'adressent qu'à elle,
des mots qui la protègent un instant contre le néant qui va la dissoudre, des mots qui la fassent exister,
des mots d'amour.

Charles Moeller

En communion avec les miséreux du monde

Mon Dieu, mon Dieu
pourquoi m'as-tu abandonné ?
Je suis une caricature d'homme
le mépris du peuple

On se moque de moi dans les journaux
Les tanks blindés m'entourent
les mitrailleuses sont braquées sur moi
les barbelés m'encerclent
les barbelés électrifiés

Tout le jour ils me font répondre à l'appel
Ils m'ont tatoué un numéro
Ils m'ont photographié entre les barbelés
et on peut compter tous mes os
comme dans une radiographie
Ils m'ont enlevé toute identité
Ils m'ont conduit nu à la chambre à gaz
Ils se sont partagé mes vêtements
et mes souliers

Je crie pour demander de la morphine
et personne ne m'écoute
je crie avec la camisole de force
je crie toute la nuit
dans l'asile des malades mentaux
dans la salle des malades incurables
dans l'asile des malades contagieux
dans l'asile des vieillards

j'agonise baigné de sueur
dans la clinique du psychiatre
je me noie dans la chambre à oxygène.

Je pleure au poste de police
dans la cour de la prison
dans la chambre de tortures
dans l'orphelinat
je suis contaminé par la radioactivité
et personne ne s'approche de moi
pour éviter la contagion

Mais moi
je pourrai parler de toi à mes frères
je t'exalterai dans l'assemblée
de notre peuple
mes hymnes résonneront
au milieu d'un grand peuple

Les pauvres feront un banquet
Notre peuple célébrera une grande fête
Le peuple nouveau qui va naître.

Ernesto Cardenal

POINT DE DÉPART

Vieux de seulement quarante ans,
Personne à quitter,
N'ayant rien fait en bien ou en mal
Méritant que le monde s'en souvienne.
Une feuille qu'emporte la rivière
Et qui se perd à jamais,
Sans laisser la moindre trace.

Quelqu'un vient et écoute
Je découvre que j'ai des choses à dire,
Je me souviens – enfant à Varsovie –
Du rabbin mon grand-père
Me faisant descendre du lit,
Me faisant parler tard la nuit,
Pour pénétrer les voies de Dieu.
Sans savoir comment,
Dans les années intermédiaires,
Toute pensée de Dieu s'est perdue,
Et je ne me suis point trouvé moi-même.

Dans cet hôpital si actif,
Je suis venu terminer ma vie ;
J'ai trouvé une amie qui m'a
Offert son esprit et son coeur.
Une fenêtre s'ouvre
Et, avec douceur, le Dieu de mes pères
M'appelle chez moi.
Seulement maintenant, je commence.

Ainsi vais-je laisser une fenêtre.
Qui regardera au travers
Pour y trouver
Son propre point de départ ?

VEUX-TU GUÉRIR ?

Quelle question ! Mais bien sûr Seigneur
Je veux guérir.
Qui d'ailleurs ne voudrait guérir ?
Mon enfant, ne réponds pas trop vite !
Voilà si longtemps que tu es malade
handicapé pécheur.
Quelque part en toi
tu t'es habitué à ton mal,
tu t'es résigné à ton handicap.
Tu as besoin de ta maladie,
tu t'accroches à elle pour te dispenser d'être.
Que deviendrais-tu sans tes maux ?
Ne te sont-ils pas l'alibi
qui t'excuse de ne pas vivre ?
Réfléchis : Quand Je te propose « veux-tu guérir ? »
Le désires-tu VRAIMENT ?
As-tu envie de vivre, décides-tu de vivre ?
Il est vrai Seigneur
que ma foi est bien pauvre.
Je n'ai plus guère la force de vouloir.
Plus le moindre soulèvement d'espérance
n'amorce ma guérison.
Viens ranimer la flamme de mon désir,
Viens me redonner le goût
de croire et d'espérer, l'envie d'oser guérir
pour enfin redevenir VIVANT.

Louis Evely

LE SOIN : UN LIEU DE RENCONTRE

Un jour, un père est venu voir son fils. Un jeune garçon qui souffrait d'un herpès buccal, le visage boursouflé par un kaposi, avec toute la laideur et les souffrances insupportables qui accompagnent parfois les phases terminales. Il n'avait pas vu son père depuis longtemps. Ils se sont mis à parler. Et en parlant, le fils a rencontré son père ; et ce père, en osant lui parler, a rencontré son fils. Au fond, le fils a donné l'occasion au père d'être un père. Un dialogue extraordinaire a commencé. Malgré la souffrance. On oubliait la souffrance, car enfin elle prenait sens, parce qu'elle était le prix de quelque chose qui n'avait pas de prix, à travers les questions qu'à mi-mots, à mi-gestes, il avait osé poser à son père : « Est-ce que tu m'aimes, désires-tu que je vive ? »

Est-ce faute d'avoir trouvé une réponse à cette question que le patient est tombé malade ? Le soignant, lui, parce qu'il a trouvé une réponse à cette même question, est là pour l'aider. Cette réponse, il l'a puisée dans son histoire, en devenant soignant. Et c'est dans cette vocation-là, et seulement là, que le soignant peut trouver la puissance d'une réponse au patient, parce qu'il a compris le sens de sa maladie. Il a pu la trouver là où la technique ne pouvait plus rien – et parce qu'elle ne pouvait plus rien. « Oui, la mort me donne l'occasion de te donner, aujourd'hui, ce bout de mon temps, d'exister enfin à travers ce geste de communication, d'exister pour toi et à travers toi ; c'est ça qui donne un sens à ma vie, qui me remplit de ce qui me manque tant. »

Daniel Duisou

Il y a toujours un chemin...

Il y a toujours un chemin. Il n'y a pas d'être humain dont la naissance soit condamnation. Et toute vie peut prendre sens, c'est-à-dire, en ultime instance, mériter d'être vécue.

Je le crois. Mais c'est une foi. Et une foi aussi risquée, aussi peu vraisemblable à l'esprit du monde, que de croire à la résurrection des corps. En vérité, c'est la même foi.

Et qu'est-ce qu'elle donne, qu'est-ce qu'elle change, comme disent les braves gens ? Ceci : qu'une telle foi m'interdit de désespérer de qui que ce soit. Elle ne me donne pas du tout de savoir en quoi la vie vaut mieux que la non-vie ; cela m'échappe (y compris pour les vies apparemment réussies, y compris pour ma propre vie). Mais elle me donne de ne pas me lasser d'espérer en tout humain.

Du coup, je ferai tout ce qui est en mon pouvoir, pour que toute vie humaine ait sa chance, son espace de liberté, le soin utile, le nécessaire à ses besoins. Je n'aurai jamais le droit de désespérer.

Maurice Bellet

QUESTIONS ET RÉPONSES DU POÈTE

Le poète est tout seul dans la forêt de l'âme.
Il est découragé par le trop long chemin.
Il attend, mais en vain, sous le cristal des lianes
et sous les baumiers bleus le bon Samaritain.
Il prie Dieu qui se tait. Alors, il s'exaspère,
et la douleur sur lui pèse comme un tonnerre :
Répondez-moi, Seigneur, que voulez-vous de moi ?
Je suis dépossédé même de votre joie,
et je me sens dans une grande sécheresse.
Revenez ! Donnez-moi seulement l'allégresse
de cet oiseau chantant au coeur de l'arbousier ?
Que me voulez-vous donc pour que vous me brisiez ?

– Je laboure ton coeur. Patience, ô mon enfant !
Tu souffres que je doive avec toi être juste ;
Garde-moi dans ce coeur, même lorsque le vent
arrache les dernières roses des arbustes.

Ne m'abandonne point, car j'ai besoin de toi.
O mon fils bien-aimé ! J'ai besoin de tes larmes.
J'ai besoin d'un oiseau pour chanter sur la Croix.
Veux-tu donc me quitter, rouge-gorge de l'âme ?

– Mon Dieu, sur votre front ceint d'une haie d'épines,
je chanterai durant toute votre agonie :
mais lorsque fleurira la couronne terrible
vous laisserez l'oiseau y construire son nid.

Francis Jammes

ONCTION

Dieu notre Père,
de qui vient tout réconfort,
par ton Fils, tu as voulu guérir toutes nos faiblesses et nos maladies,
sois attentif à la prière de notre foi ;
envoie du ciel ton Esprit Saint Consolateur
sur cette huile que tu as créée
pour donner vigueur à notre corps.
Qu'elle devienne par ta bénédiction
l'Huile Sainte que nous recevons de toi
pour soulager le corps, l'âme et l'esprit des malades
qui en recevront l'onction
pour chasser toute douleur, toute maladie,
toute souffrance physique et morale.
Que cette huile devienne ainsi l'instrument dont tu te sers
pour nous donner ta grâce,
au nom de Jésus-Christ, notre Seigneur,
qui règnes avec toi pour les siècles des siècles.

Bénédiction du jeudi-saint

IL RESTE LE REGARD ET LE TOUCHER

Si nous étions des frères

Il est beaucoup plus difficile, quoi qu'on en pense, de croire en soi que de croire en Dieu.

Et peut-on croire en Dieu, sans croire en soi-même, si peu que ce soit...

Là est le vrai débat : s'accepter, s'aimer humblement soi-même. Tant il est vrai que c'est terriblement facile de se haïr...

Si nous étions des frères...

Nous saurions respecter la difficulté des autres à s'aimer eux-mêmes ; nous serions libres, sans culpabilité devant des échecs qui ont aussi le visage d'un inviolable secret ;

Nous saurions respecter distance et différence, comme les seules chances d'une possible rencontre ;

Nous saurions respecter les chemins de la liberté...

Quant au désespoir, si souvent méprisé comme manque d'espérance, s'il était aussi un appel, une soif sans remède, une nostalgie issue des origines, et que la vie trop étroite ne saurait contenir et encore moins combler.

Paul Baudiquey

IMMOBILISÉE DANS UN HOSPICE

Interview d'une vieille dame, immobilisée dans un hospice.

Que faites-vous, grand-mère, durant les longues heures de la nuit ?

– Je voyage...

Par la pensée, je parcours le monde, du plus proche au plus lointain. Mes voisines de salle que j'entends gémir, les infirmières qui font la ronde, toute cette vie douloureuse de l'hospice qui ne s'arrête pas la nuit... Puis en esprit je saute le mur ; ces rues, ces maisons avec leurs habitants. Il y a ceux qui naissent et ceux qui meurent... Il y a ces ménages démunis, ces enfants malheureux, ces mères inquiètes, des pécheurs qui offensent Dieu, des travailleurs attardés sous la lampe... Je pense à ceux qui travaillent la nuit dans les usines, à ceux de la terre accablés de fatigue, à ceux que la première lueur de l'aube arrachera du repos.

Je pense à ceux qui assurent la marche des trains, des bateaux, des avions. Avec eux je franchis les frontières du pôle dans leurs maisons de neige, tantôt avec les Noirs d'Afrique dans leurs cases... Je suis avec ceux qui souffrent de persécution, avec les voyageurs dans le désert, avec les détenus dans leurs prisons. Partout, des millions et des millions d'êtres humains, si différents de moi et pourtant comme moi créés à l'image de Dieu, rachetés par Jésus-Christ. Tous ces gens que je vois pas, que je connaîtrai jamais, ce sont mes frères, mes mères qui ont besoin de moi.

Quand j'ai bien réfléchi à tout cela, *je récite le Pater* ; alors quel sens nouveau prennent ces paroles : « Que votre règne arrive. » Seule ? Allons-donc ! Ma famille est immense. Immobile. Mais non ! Je touche jusqu'aux extrémités de la Terre. Inutile ? Je ne crois pas. Il y a tant de travail pour que le règne de Dieu arrive !

La guérison et le soin

Le visage rayonnant de vie, le regard attentif s'assombrissent. La jeune infirmière du service de pneumologie de l'hôpital d'Armentières évoque les patients qu'elle a soignés. Certains sont morts malgré ses soins, bien qu'elle ait accompli tous les gestes techniques que requérait leur état. Elle pense que tout cela est resté vain, qu'elle les a suivis pour rien. Silence. Silence lourd du regret, de l'échec mal assumé qu'on sent poindre.

Comment lui dire qu'elle a accompli là l'essentiel ? Quand la maladie gagne au point que rien ne peut l'arrêter, quand la souffrance physique mais psychologique surtout devient intolérable, quand la seule issue est la mort, alors il importe de distinguer guérir et soigner. Car c'est bien là que se joue la relation du soignant et du soigné, du soigné et du soignant. C'est bien la volonté de prendre soin qui peut aider à accompagner jusqu'au dernier souffle.

Guérir demeure l'idéal du médecin et de l'équipe soignante. Ils l'inscrivent dans leur choix professionnel, et même au-delà. Ils tentent de défendre le corps contre la maladie. Ils cherchent à apaiser les souffrances quand le mal a déjà entamé ses ravages. La lutte entreprise alors met à mal l'idéal. Le temps presse. Le temps passe. L'ensemble des moyens permis par l'avancée des connaissances offre un secours temporaire. Le patient y voit une aide, un espoir. Le médecin y voit, lui, un acte, un refus de renoncer. Derrière les décisions, derrière la technique des gestes, chacun se retranche. Mais jusqu'à quand ? Chacun sent bien que ce secours jette un voile sur l'inéluctable : l'impossible guérison. Et les mots manquent. Le patient éprouve la dégradation de son état. Le thérapeute affronte les limites de son art.

Il reste impuissant à guérir. Difficile de se résoudre à l'irrémédiable.

Quand s'épuisent toutes les possibilités et que le corps se refuse à recouvrer la santé, que reste-t-il ? L'échec ? Non, la relation, enfin retrouvée. Celle du médecin, des infirmières et du patient confrontés, ensemble, à la réalité. Celle du travail au quotidien pour que les uns et les autres accèdent à leur vérité. Si le médecin ne peut pas guérir, il peut toujours soigner, pour peu que le technicien démuni laisse place à l'homme. Sans remède, à l'exception de l'indispensable, il s'avance vers son patient. Ses mots ou son silence, son geste, son attitude aident le malade plus que tout autre thérapeutique. C'est que la phase terminale de la vie est faite d'apparentes petites choses. Petites choses, mais si essentielles que ce sont de grandes choses en réalité. Elles requièrent l'authenticité des êtres, leur soin attentif. C'est cela dont a besoin le soigné.

Lorsque cette relation là se tisse avec force et intensité, alors non, ce n'est pas pour rien. Car le malade peut mourir dans la paix qu'il a trouvée au coeur de ce qui a été ainsi vécu.

in La Croix L'Événement

LE POÈTE ET LE CHAPELET

Il est des jours où l'âme est triste. Elle retombe.
Et Dieu ne répond plus, semble-t-il. Et l'on songe à la sueur d'angoisse, à l'abandon du Fils.

« L'âme est triste jusqu'à la mort. » Et on supplie on s'obstine. Mais Dieu comme un mur de cachot demeure sourd, et l'on flotte dans le chaos.

Et le coeur se dissout dans l'âme ainsi troublée.

Alors, tenant ainsi qu'une poignée de blé son chapelet, ces grains de l'humilité sombre, le poète le sème aux divins champs de l'ombre où germe la moisson de toutes les prières.

Il sent confusément qu'une grande Lumière lui est cachée par son corps dont il ne peut sortir.

Pour briser la cloison, et voir, il faut mourir.

L'oeil ne laisse passer que ce jour de souffrance que voit un prisonnier qui attend sa délivrance.

Le poète s'obstine, il appelle son Dieu.
Or, tandis qu'il l'appelle, un *Sens* mystérieux semble à peine venir, mais vient, des profondeurs qui le recouvrent peu à peu comme un plongeur.

...Ce sont les fruits de son rosaire qui éclosent dans le Ciel. Ce sont les fruits de Foi interdits au triste Orgueil qui méprise ces grains de buis parce qu'il ignore le mystère de toute chose.

Francis Jammes

JE DÉCOUVRE...

J'ai perdu mon boulot. J'en avais bien besoin de ce boulot ! A la maison, on est loin d'être riches. On vient juste d'ouvrir un crédit pour la voiture. En rentrant à la maison, j'ai dit : « J'ai perdu mon boulot... » Silence... Depuis, je reste là, sans rien faire...

Mais je découvre ma femme et mes petits. Je n'avais jamais pris le temps de les regarder comme ça !

Antoine

MAL À LA NUIT

Cette nuit-là une nuit de souffrance rongeuse
je ne pouvais dormir et la veilleuse bleue
des chambres d'hôpital chuchotait une clarté triste
Je respirais mal et je savais à chaque aspiration
que jamais plus je n'aurais le bonheur du souffle
Alors une main sur une vitre embuée
a effacé ce peu d'humidité qui brouillait la vue
J'ai découvert soudain un ciel très clair
avec juste un léger nuage blanc qui se reflétait
dans la rivière calme comme le cours du temps
quand le temps se suspend pour refléter le ciel
J'avais encore mal. J'ai dormi à demi
dans la paix du silence seul mais tenant ta main

Claude Roy, Paris, Samedi 27 décembre 1986

Baptisée à l'hôpital

Quand j'ai été malade, j'ai senti en moi une force. J'étais persuadée que cette force était Dieu, ceci au plus mal de ma maladie. J'ai eu la conviction que Dieu m'aidait et en même temps je me posais des questions sur ce que j'avais vécu auparavant et sur ce que je vivais actuellement. Je me rendais compte de la fragilité de nos existences, et je découvrais que l'essentiel était ailleurs. Je connaissais « un tout petit peu » Dieu, mais je Le découvrais profondément à ce moment-là. Cette Foi me donnait le courage de me battre.

Durant cette période je me rendais compte que j'étais entourée d'amour, cela m'émerveillait : affection d'A..., des miens et de Dieu, et m'aidait beaucoup. Je me sentais fragile, mais forte grâce à cet amour.

Pendant des mois d'hôpital, je rencontrais les aumôniers qui visitaient les malades. Au fur et à mesure que nous discutions, je trouvais en eux une lumière qui m'émerveillait, qui me posait questions, qui me portait à la réflexion. J'avais envie qu'ils « partagent » avec moi cette lumière, et ce long cheminement m'a amenée à demander le baptême...

Puis j'allais mieux... mais 3 mois après « ma guérison », j'ai rechuté, j'ai pensé : « Dieu m'abandonne ! ». J'ai eu une période de doutes, d'angoisses, mais j'ai retrouvé en moi une certaine force et j'ai compris que Dieu était à mes côtés. J'avais toujours la volonté de me faire baptiser !

Ma rencontre avec H. et, il y a huit mois, avec E. m'a fait faire un autre pas dans la Foi, j'étais ébranlée par ce premier contact tant je sentais en elles cette Foi vivante, cet amour des autres...

J'ai eu la conviction que Dieu m'appelait. J'avais envie de changer de peau, de vivre autrement et le baptême représentait pour moi le pas dans cette autre vie.

J'ai été baptisée le 2 janvier 1990. Mon baptême a été avancé à cause d'une intervention que je devais subir. J'étais heureuse d'être un maillon de cette chaîne d'amour qui m'entourait. J'étais très très lasse et malgré cela je sentais en moi la force du baptême, la force de Dieu.

Depuis, c'est toujours pour moi un bonheur réel, une plénitude. Je le ressens intensément.

Brigitte

J'ATTENDS UNE MAIN

Tu demandes : c'est quoi la faim ?
J'étouffe, j'ai mal
Cette maudite maladie
Dans mon corps vide
Tu me forces en silence
La terre est sèche
Le ciel sans nuage
L'espace est jaune-or
Le vert est rare
Les puits sont taris
Derrière la cabane
Le père s'écroule,
La mort a foudroyé petits et grands
J'attends une main
Celle de l'homme mais lui
Ne fait presque rien
Seigneur, nous attendons la tienne.

Ferid Bouguerra

LA GRAND-MÈRE ET L'ENFANT

Tout la poussait à abandonner la lutte, à se laisser crouler sur le dos, pluie de sable ou feuilles mortes ; à s'étendre à côté de Hassan. Puis, que la mort les emporte ! L'un et l'autre, ensemble, comme deux barques.

Une main se leva, toucha sa robe, chercha à en agripper le tissu. A travers des brumes opaques, l'enfant venait soudain de sentir sa présence. Ce seul geste, si frêle pourtant, chargea la femme d'une nouvelle vie.

S'asseyant, avec des précautions infinies elle attira Hassan. La sagesse d'une main calme, d'un souffle mesuré, d'une voix douce, d'une poitrine tiède restait le seul recours qu'elle pouvait encore donner.
Le buste s'arqua tandis qu'elle prenait l'enfant sur ses genoux ; il paraissait composé de baguettes de saule, minces et friables. La femme se fit berceau. Elle se fit champ d'herbes et terre d'argile. Ses bras coulèrent comme des rivières autour de la nuque rigide. Sa robe, entre ses cuisses séparées, devint vallée ronde pour le poids douloureux du dos meurtri, des jambes raides. Sa tête s'inclina comme une immense fleur odorante, son buste fut un arbre feuillu :

– Mon roi, mon âme, mon enfant bientôt debout...
Les paupières de Hassan ressemblèrent de nouveau à celles de n'importe quel garçon endormi.

– Dors, petit. Il faut dormir pour traverser ce chemin de boue... Ce soir, je veille pour toi ; plus tard, tu veilleras à ton tour pour moi. C'est ainsi que va le monde pour ceux qui s'aiment... Ne parle pas, ne bouge pas, je parle et bouge à ta place. Mais écoute : je te dis que tu vas guérir... Le sixième jour est là, le sixième jour approche. Un jour, plus un jour, plus un jour encore et tout sera accompli... Je te vois (comme si c'était à présent) : tu cours très loin devant moi sur une route, et plus tu t'éloignes, plus tu grandis. Sais-tu que mes jambes sont trop usées pour te suivre et qu'il y a du plomb et de la paille à l'intérieur de mes genoux ? ... Mais elles me porteront encore, mes jambes, jusqu'à ta guérison. Elles me porteront, et toi avec, jusqu'à l'eau, et nous embarquerons la nuit prochaine... L'eau guérit, l'eau est sainte. Bientôt avec des rires et un vrai petit corps d'homme, tu t'éveilleras en face de la mer... Un souffle d'air vif et salé venait d'envahir la chambre. Cette nuit-là, la femme trouva son premier repos.

Andrée Chedid

DANS LA NUIT C'EST LA LUMIÈRE QU'IL NOUS FAUT REGARDER

La nuit n'est jamais complète
Il y a toujours
Puisque je le dis
Puisque je l'affirme
au bout du chagrin une fenêtre ouverte
une fenêtre éclairée.
Il y a toujours un rêve qui veille
un désir à combler
une faim à satisfaire
une main tendue
une main ouverte
des yeux attentifs
une vie
La vie à se partager !

Paul Eluard

DES PETITS BOUTS DE CIEL DANS L'ENFER

Parler de « la » douleur, c'est parler de « ma » douleur. C'est parler de ce qui me ravine, m'implique et m'engage, de ce que je subis de manière continue, au quotidien et au nocturne, de ce qui me traverse de manière intense lors des examens ou soins. Parler de mon expérience de la douleur, c'est me donner à nouveau occasion de crier, alors que je dois lutter sans cesse pour laisser crier ce qui doit crier, mais aussi le maîtriser, afin de donner place à l'humain. Car le cri – très humain – a quelque chose de la bête, et dans la grande douleur, je deviens bête, une masse de chair, sans coeur, sans esprit, sans âme. Laisser crier la bête se fait dans la solitude et le silence, afin de retrouver son coeur là où il en est, afin de s'unifier soi et avec les autres absents-présents. Parler de ma douleur, c'est vous dire qu'un jour, je lui dirai définitivement non...

Et pourtant...

Parler de mon expérience de la douleur, c'est parler de « l'enfer » et du « ciel » en même temps ! En parler m'est devenu très pénible : Qui va comprendre qu'il y a un grand bout de « ciel » bleu dans « l'enfer », sans croire que je justifie « l'enfer » ?

Ma douleur est devenue mon adversaire premier, ma plus grande misère, mais elle est aussi ma complice : aujourd'hui, elle est ce qui combat mon enthousiasme à vivre et à donner la vie ; ce qui voudrait déchirer ma colonne vertébrale ; ce qui ébranlerait mon espérance en un avenir ici-bas plus souriant et tout simplement en un avenir encore humain. Elle m'isole des plus proches ; elle me coupe des discours généraux sur la souffrance ; elle me fait expérimenter l'impossible fusion affective, psychologique et spirituelle... Elle me dépossède en m'ôtant même les mots pour la dire avec précision... Elle est enfin ce qui bouscule ma foi et interroge sans cesse mon sens de la vie.

En même temps, elle est ma compagne de route : elle fait désormais partie de moi, elle est bien intégrée à moi, si je peux dire ; elle m'unifie. Elle fabrique mon ossature, elle me « dompte », elle me relève tout en voulant me casser. Elle me rend pleinement responsable de moi-même et de mon avenir, tout en me rendant très dépendante du souffle de ceux qui me portent, abandonnée à leur amour...

Par là elle me fait connaître la joie, tout en me faisant pleurer ou crier. Elle m'embarque sur un chemin assez lumineux, tout en me plongeant dans les ténèbres. Elle me fait vivre quelque chose des Béatitudes, en brisant ce qu'on croit communément être le bonheur. Enfin, elle devient le lieu d'attente et d'accueil d'un Dieu Père, exceptionnellement visible et proche. Elle me plonge dans sa tendresse infinie, jusqu'alors insoupçonnée.

Parler de ma douleur est alors précieux. C'est me redire pourquoi je ne la subis pas mais m'y ouvre, tout en la combattant. C'est lui redonner sa direction possible ! C'est accueillir enfin, à bras ouverts, cette profonde tendresse dont vous me comblez, relais très concret de la tendresse de Notre père.

Tels sont mes « petits bouts de ciel » dans « l'enfer » ! Ils me donnent la Vie.

Pascale

EST-CE VRAIMENT « INSUPPORTABLE » ?

Même lorsque la médecine ne peut plus rien faire dans un but curatif, que toutes les ressources thérapeutiques sont épuisées et que la mort devient inéluctable, la vie n'a donc pas nécessairement perdu tout son sens ; ceux qui savent rester proches du malade « condamné » en témoignent. Or cette affirmation suscite désormais, dans beaucoup d'hôpitaux, l'incrédulité. *Vivre dans la perspective d'une mort imminente paraît, à beaucoup insupportable.* Dès que la médecine devient incapable de maintenir un état minimum de santé, il vaut mieux que l'homme meure ou du moins perde la conscience de ce qui lui arrive, car on ne peut l'aider à vivre humainement la toute dernière phase de son existence : telle est la conviction qui, à mon avis, se répand de plus en plus dans la société, symptôme d'une attitude de fatalisme, plus même, de *désespérance.*

Certes, un tel état d'esprit n'est pas généralisé. Comme je l'ai déjà dit, un certain nombre de médecins, infirmières et aides-soignantes, visiteurs d'hôpitaux, membres d'équipes d'aumôneries et proches de malades, ont réussi à surmonter cette désespérance et à vaincre la peur que suscite toute relation avec une personne gravement éprouvée. Ils peuvent dès lors s'asseoir au chevet des grands malades et entrer en communication avec eux, à travers le silence, le langage corporel, la pression de la main, les gestes les plus simples, quelques paroles échangées et aussi, parfois, la prière partagée ou le don des sacrements.

Patrick Verspieren

JE L'AI SERRÉE DANS MES BRAS

Que la douleur soit physique ou morale, un être qui souffre est comme quelqu'un qui meurt : il a la même impudeur et, de la même façon, il est sans recours.

J'ai, gravée en moi, l'image d'une femme blessée, mon unique, ma seule blessée. Je la tenais dans mes bras, mais elle restait murée, folle et puis hagarde. J'étais impuissante à atteindre son abîme et incapable de la consoler ; passé une certaine frontière, on croit soudain ne plus reconnaître ceux qu'on aime. Mais, petit à petit, je me souviens que son chagrin m'a gagnée, bienheureuse gangrène : je la rejoignais. Elle avait mal et j'avais peur ; une frayeur de celles qu'éprouvent les enfants, à l'idée qu'elle puisse mourir de chagrin comme les reines de certains contes de fées, ou du moins que quelque chose en elle ne disparaisse définitivement. Alors je la serrais plus fort, et j'étais plus tranquille : je savais que si cela devait arriver, on serait marquées toutes les deux ensemble.

J'ai toujours cette cicatrice de la souffrance de ma reine et elle n'a plus jamais été la même.

Sabrina, 23 ans

PRIÈRE

J'étais blotti contre ma chaise,
Mes yeux aussi s'étaient blottis
Comme deux astres qui palpitent
Dans le froid des abîmes.
Mon regard de nuit s'était blotti
Contre le Corps du Christ.
Ce corps mis en croix
Gémissant : la tête courbée,
Courbée, courbée, courbée, courbée
Cette tête épanchée :
Une larme se laissant écouler
D'un front marqué de rides :
Rides d'émotions
Ayant sillonné et vibré
Sur les cordes de cette face langoureuse
Langoureuse, langoureuse, langoureuse
Plus fragile encore
Plus fébrile encore
Plus émouvante encore
Qu'un oiseau blessé
En son for intérieur.
Et qui ne pourra plus voler
Comme avant, avant, avant, avant
Et ne pourra plus effleurer
Comme la brise
Car son aile de verre
De verre
A été fêlé
Contre ce corps plaintif

Je me suis blotti
Blotti, blotti, blotti
Contre ce corps dévasté de peines,
Contre cette plainte
Consolant les miennes
Et partageant les miennes
Comme à la Cène ;
Je me suis réchauffé
Réchauffé, réchauffé, réchauffé
Puis son ombre divine
évoquant le soleil
faisait resplendir
à travers les parois
un vol transparent
ayant raison de tout
Faisant fondre les murs
et les façades
« ces climats sans frissons et odeurs »
et dans ce vol transparent
ayant raison de tout
je me suis laissé bercer, consoler.

Bruno Edan

TOI QUI PEUX NOUS GUÉRIR

Refrain :
Viens à nouveau sur nos chemins
toi le Seigneur qui peux guérir
dis-nous un mot tends-nous la main
nos corps blessés vont refleurir !

Tu es venu nous arracher
Aux vieux démons qui nous possèdent
car toute vie est ton domaine.
Délivre-nous de tant de liens
Nous pourrons dire en vrais témoins :
« Le Fils de Dieu m'a libéré ».

Dans la demeure de Simon
tu prends la main brûlée de fièvre
et l'affligée sitôt se lève.
Viens sur nos places et dans nos rues.
Reste avec nous le soir venu,
toi le Seigneur que nous cherchons.

Quand le lépreux tombe à genoux
son cri réveille ta puissance
et tu réponds à sa confiance.
De Samarie ou de Judée
combien de nous sont retournés
pour le merci des gens debout ?

Cet homme inerte devant toi
prend son grabat sur ta parole
au même rythme où Dieu pardonne.
Paralysés par notre peur
nous espérons que le pécheur
marchera libre sur tes pas.

Pour l'homme sourd et le sans voix
tu connais bien les mots qui touchent
au doigt de Dieu les lèvres s'ouvrent.
Quand nos langages sont défaits
révèle-nous qu'un chant renaît
là où l'Esprit dit « Ouvre-toi ! »

A Jéricho ou Siloé
tu vois l'aveugle et tu l'appelles :
« Lumière soit ! » et c'est lumière.
Fils de David pitié pour moi
car je n'ai pas ce peu de foi
dans mes deux yeux d'aveugle-né.

Brebis perdues loin d'Israël
nous t'invitons avec audace
car ton passage est temps de grâce.
Si les enfants ont droit au pain,
donne les miettes du festin
à ceux qui croient à ton soleil.

Serais-tu loin de nos maisons
tu peux répondre à nos demandes
si dans nos vies la foi dérange.
Mais pour guérir ton serviteur
tu veux ce mot venu du coeur
qui est la foi du centurion.

Sur ton ami ou l'enfant mort
tu sais pleurer avec tes frères
mais ta souffrance n'est pas vaine.
Prononce encore un « Lève-toi ! »
nous surgirons vivants de joie
pour la louange du Dieu fort.

Claude Bernard

BÉNIS, SEIGNEUR, CEUX QUI ADOUCISSENT MES JOURS

Bénis, Seigneur, ceux qui comprennent
mon pas hésitant et ma main tremblante.

Bénis ceux qui savent qu'aujourd'hui
mes oreilles vont peiner pour entendre.

Bénis ceux qui paraissent accepter
ma vue basse et mon esprit ralenti.

Bénis ceux qui détournent les yeux
s'il m'arrive de renverser mon café le matin.

Bénis ceux qui ne disent jamais :
« C'est la seconde fois de la journée
que vous racontez cette histoire. »

Bénis ceux qui ont le don de me faire évoquer
les jours heureux d'autrefois.

Bénis ceux qui font de moi un être aimé,
respecté et non pas abandonné.

Bénis ceux qui devinent que je ne sais plus
comment trouver la force de porter ma croix.

Bénis ceux qui adoucissent par leur amour
les jours qui me restent à vivre
en ce dernier voyage vers la maison du Père.

Esther Mary Walker

PRIÈRE À COEUR OUVERT

L'espérance est pour le chrétien souffrant une certitude... difficile.

Certains jours, chacun cache sa peine, et durcit son visage.
Mais devant toi, Seigneur, nous pouvons être vrais.
Vois ! Nous sommes cernés de toutes parts, privés de notre travail, coupés de la vie et de nos liens humains :
Quels fruits pourrions-nous encore porter ?
Vois ! C'est notre coeur, et pas seulement notre chair, qui est meurtri et qui saigne et qui de toutes ses forces crie vers toi...

Seigneur que peux-tu faire pour nous ?
Tu ne viens pas suppléer à la médecine,
tu ne distribues ni calmants ni miracles.
Quelle est cette part cachée de nous-mêmes
que toi seul peux guérir ?
Par quel miracle vas-tu nous rendre la vie ?
Que peux-tu avec nous, que pouvons-nous avec toi ?

Toi Jésus-Christ, mort et ressuscité,
es-tu pour nous quand nous voulons vivre ?
Es-tu avec nous pour lutter contre le mal
et porter le poids du jour ?
Où serais-tu si tu n'étais d'abord
avec ceux qui perdent coeur ?

Viens Seigneur Jésus ; viens nous délivrer de l'angoisse et de la peur, de tout ce qui rétrécit l'homme quand il perd pied et s'abandonne.
Seigneur ressuscité, fais de nous des vivants.
Amen.

DANS TES BRAS

A la manière de l'Ecclésiaste

Aie pitié, Seigneur,
de mes frayeurs en chemin,
du jour qui baisse à ma fenêtre.
Dis-moi, dis-moi que tu viens.

Lorsque se tairont les chansons de joie,
que le câprier laissera échapper son fruit,
fais-moi un signe de la main.

Avant que la lampe d'or ne se brise,
que la voix de la meule ne s'arrête,
avant que je redoute les montées,
tiens-toi dans la lumière au bout du chemin.

Si la cruche se casse à la fontaine
et que la poulie se fende sur le puits,
c'est que ton heure est proche Seigneur.

Quand l'homme vigoureux se courbera,
et que la femme travailleuse cessera de moudre,
que la sauterelle s'alourdira,
apprends-moi Seigneur,
que tout passe comme un souffle.

Seulement, lorsque j'irai
vers ma maison d'éternité,
que l'amandier refleurira,
j'aimerais sauter dans tes grands bras,
tes grands bras de Dieu vivant.

Ghislaine Salvall

TU ME RENDRAS LA VIE

Poème prière du Coran

Seigneur des mondes, tu m'as créé.
C'est toi qui me guides ;
c'est toi qui me nourris et qui me donnes à boire ;
c'est toi qui me guéris lorsque je suis malade.
C'est toi qui décideras de ma mort, puis me rendras la vie.
C'est toi qui selon mon ardent désir pardonneras mes fautes
au jour du jugement.

Seigneur accorde-moi la Sagesse
et place-moi au nombre des justes.
Crée en moi une langue qui énonce la Vérité
pour les générations futures.
Assiste-moi au dernier jour.
Fais que je sois parmi ceux qui gagneront
la félicité du Paradis.
Ne me fais pas un triste sort au jour de la Résurrection,
le jour où ni fortune, ni enfants ne seront d'aucun secours,
où seul comptera pour l'homme de s'en remettre à toi
avec un coeur pur.

ACTION DE GRÂCE

Père Saint
Est-il possible de te rendre grâce en ce monde où tant d'hommes et de femmes souffrent dans leur chair et dans leur esprit au-delà du supportable ?
Faut-il te louer sans comprendre pourquoi notre vie s'égare ainsi dans le désespoir et la douleur ?
Comment entendre ces paroles qui au seuil du Livre de vie donnent à croire que tout ce que tu as fait, est bon, et que l'homme et la femme ont été créés à ton image ?
Tu nous as mis au monde pour la vie et la joie,
mais ce sont mille morts qui nous déchirent comme si le chemin de la paix nous était interdit à jamais !
Laisse-nous aujourd'hui te livrer notre peur et pleurer avec ceux qui pleurent.
Laisse-nous t'offrir nos refus et crier avec ceux qui crient.
Laisse-nous entrer dans ton silence et nous taire tous ensemble.
Laisse-nous suivre Jésus-Christ au jardin des Oliviers et mêler notre angoisse à la sienne.

Père Saint
Nous pensons te rendre grâce maintenant en suivant Jésus-Christ du jardin des Oliviers au Calvaire et en l'accueillant ressuscité au matin de Pâques.
Nous pouvons te rendre grâce d'avoir envoyé dans le monde ton Fils Jésus-Christ, homme parmi les hommes, lui-même Dieu avec toi Son Père et l'Esprit Saint.
Nous te louons de nous avoir, en lui, avec lui et par lui, révélé le mystère de notre vie humaine :
mystère de puissance et de fragilité,

mystère de désirs inconscients et de conscience libre,
mystère de désirs illimités et de conscience obscure.
En Jésus-Christ, tu as manifesté ta présence et ta fidélité. En lui tu as maîtrisé la souffrance et la mort.
Par lui tu as illuminé les jours de la vie. Par lui tu as désigné le chemin, la vérité, la vie.
Par lui tu as dénoué les liens du péché.
Père Saint
Nous te rendons grâce encore pour le don accompli par ton Fils Jésus-Christ.
Il a répandu dans le monde l'Esprit Saint.
C'est lui qui aujourd'hui illumine nos esprits, nous rend disponibles à la prière et aux sacrements, purifie nos paroles et nos silences, apaise notre esprit et notre coeur et fait germer cet amour nouveau que toi Père Saint, tu as déposé en nous à l'heure de notre vie.

Il ne reste plus que la main de Dieu

Quand je suis né, j'avais des mains... de belles mains larges...
C'est beau, une main... ça tourne, ça se retourne dans tous les sens,
A volonté... ça plie... ça se déplie... ça se replie
Tout comme on veut...
C'est beau une main et j'ai pensé que Dieu était un grand mécanicien
Pour avoir inventé une chose pareille !...
J'avais deux belles mains bien fortes...
Et j'ai appris à travailler à mes mains...
A palper le flanc de la vache quand elle va mettre bas...

J'ai appris à regarder Dieu dans sa création
Et j'ai vu que Dieu était bon... était vraiment bon...

Et quand j'ai eu l'âge de me mettre au travail,
la guerre est venue
Et je suis parti à la guerre...
Et le monde était triste...

Un jour, Dieu est venu et Il m'a dit :
« Excuse-moi, j'ai besoin de tes mains et de tes yeux... »

Il les a pris... et Il est parti...

Non... je me trompe...
Il ne m'a pas dit : « Excuse-moi »...
Il ne m'a donné aucune explication.
Il est venu... et Il a pris mes mains... et mes yeux.

Oui... Dieu est venu et Il a pris mes mains et mes yeux.
Et Il est parti comme un voleur qui fait un larcin...
Oui... Dieu a fait cela...

Alors... d'abord, je n'ai pas cru...
Je n'ai pas cru que cela était arrivé...
Je n'ai pas cru que Dieu était capable de cela...

Mais... lentement... du plus profond de mes entrailles...
J'ai senti monter la cruelle vérité...
J'ai senti monter ma douleur...
Un immense chagrin s'est noué... là... dans ma gorge...
Et a explosé dans une formidable colère...
Et m'a laissé K.O..., abruti..., plein de désespérance...
O désespoir ! tu es la pire des douleurs...

Et je suis retourné vers mes frères
Avec mes orbites béantes...
Et j'ai essayé de prendre la main de mes frères dans la mienne...
Et je n'ai pu communier...
Un homme, c'est fait pour communier...

O désespoir ! tu es la pire des douleurs...

Un homme, ce n'est pas fait pour être seul...
Et je ne pouvais plus communier à mes frères...

Non... Je n'ai pas maudit Dieu...
Dieu... C'est loin... Dieu... C'est vague...
L'Amérique aussi, c'est loin, mais on peut y aller
Il y en a qui y sont allés. Ils en sont revenus.
Mais Dieu ?... Qu'est-ce que c'est que ça, Dieu ?...

Et lentement... lentement... j'ai surnagé à ma douleur...
Et un matin, en me réveillant... Dieu était là...
Oui... Dieu était là... à côté de moi...
Oui, Dieu était là... et Il avait posé Sa main sur mon bras.
C'est bon, une main de Dieu sur le bras
Quand on a de la douleur plein le coeur...
Comme c'est bon une main de Dieu sur le bras !

Jacques Lebreton

JE VEUX ME RÉCHAUFFER

Compagnon
de ce dernier chemin,
viens me faire partager
le chant clair des oiseaux,
le rire de tes enfants,
l'envol de tes voyages.

Point de pitié
pour l'écorce vieillie.
Au plus profond, regarde,
la sève coule encore
ardente de vie.

Point de lamentations
sur l'hiver qui m'enserre.
Au pied de l'arbre, là-bas,
viens voir, de la terre gelée
éclater la victoire
des frêles perce-neige.

Je veux me réchauffer
au creux de ton épaule,
sentir tes forces vives
effacer ma fatigue,
recevoir ta gaieté
paravent de mes larmes.

Christiane Glèze

Compassion

Sur un sentier raide et pierreux
j'ai rencontré une petite fille
qui portait sur son dos son jeune frère.

« Mon enfant, lui ai-je dit,
tu portes un lourd fardeau. »

Elle me regarde et dit :
« Ce n'est pas un fardeau, monsieur,
c'est mon frère. »

Je restais interdit.
Le mot de cette enfant courageuse
s'est gravé dans mon coeur.

Et quand la peine des hommes m'accable
et que tout courage me quitte,
le mot de l'enfant me rappelle :
ce n'est pas un fardeau que tu portes,
c'est ton frère.

OPÉREZ MA RENAISSANCE

Seigneur Dieu
Ce que pour Lazare
En belle Galilée
Vous avez fait
Ne le ferez-vous pas
Pour ma chair tant abîmée ?
Seigneur
c'est votre grâce
Que je supplie
Et non votre puissance
Opérez ma renaissance
Il suffit d'un peu de souffle
Dans ma poitrine
D'un peu de salive
Sur ma bouche chagrine
Seigneur Maître de la vie
Voici donc ma bretonne supplique
Prenez mes plaies et mes peines
Allégez ce fardeau que je traîne
Dans les blanches cliniques...

Xavier Grall

ESPÉRANCE

Elle est fragile et menacée
la petite fleur espérance.
Elle ne tient qu'à un fil.
...
Elle appelle au secours
la petite fille espérance.
Écoute son murmure
au fond de ton enfance.
Regarde ses mains tendues
autour de toi.
Elle mendie une caresse,
un sourire.

Elle bat dans le coeur de Dieu
la grande vertu espérance.
Aussi forte, aussi têtue
qu'aux premiers jours du monde.
Aussi claire, aussi belle
qu'à Bethléem
dans les yeux de Joseph et de Marie,
dans le souffle de l'âne et du boeuf
dans le rire des anges et des bergers.

ENRACINE TON ESPÉRANCE
DANS CELLE DE DIEU

Michel Scouarnec

D'AUTRES RENDEZ-VOUS

JE REVIENDRAI

Un beau matin, dans la fièvre du jour, j'ai fait ma valise.
Sous le poids de mon impossibilité de poursuivre la route.
Fatigué, déséquilibré, voyant le monde au milieu d'un vertige.
Cherchant désespérément une aspérité pour m'éviter de tomber.

J'ai commencé à comprendre que j'avais à changer de regard,
Que ce temps d'exil était une manière nouvelle d'appréhender
Ce que j'étais, ce que je faisais, ce qui me liait aux autres.
Dans ce désert, sans abri, offert aux intempéries, j'ai vécu.

Voilà ce que j'aurai appris dans mon exil : Dieu demeure cet éternel présent, Il a été l'artisan patient de ma première tranche de vie. Il a été le compagnon sur la route de l'exil ou de la fuite et l'ami dans l'obscurité.

Il m'a offert sa présence au milieu des tourments.
Le silence m'a donné la force d'accepter la vie telle qu'elle est.

Je reviendrai assuré que notre alliance se poursuit.
Elle s'épanouira un jour prochain, au temps qu'Il choisira pour notre rencontre. Je reviendrai plus discret sur moi-même, avec cette fragilité découverte et acceptée.
Je reviendrai pour accepter le service qui me sera assigné avec le désir profond d'être plus docile et plus audacieux.

Je reviendrai, quand il sera le temps, pour moi, de reprendre la place qui me sera offerte. Ce sera une deuxième route, la plus courte, la plus longue, je ne sais pas... la plus humble, la plus simple, je crois ; la plus aimante, je l'espère. J'aurai troqué pendant l'exil mes parures d'antan pour la bure des hommes accablés par la chaleur, sans monture, sans cortège, sans apparat.

Je reviendrai, seul, avec ce que je suis, je me glisserai le long du chemin pour rejoindre les autres dans leur marche. Je ne voudrais pas perdre la clarté de la montagne, le goût du silence, la saveur du tourment. Je saurai fermer les yeux pour puiser en moi la force de la prière.

Je saurai, je l'espère, être docile... Je ferai attention au vent pour que ma barque prenne le courant... Je reviendrai quand... Mais pour l'instant, je goûte encore le temps privilégié de la mise à l'écart. Que Dieu soit béni.

Michel Chabert

PRINTEMPS

Tout ce qui n'était pas le désespoir lui semblait trahison, lâcheté. Comme il avait déjà refusé les consolations habituelles : amis, voyage, travail acharné, il repoussait d'instinct le printemps et cette page que le temps impatient tourne sans savoir si nous l'avons achevée. Il marchait, les yeux à terre, il fermait les fenêtres. Mais celui à qui n'échappait aucun parfum épars, comment n'aurait-il pas respiré partout la vie retrouvée ?...

Au seuil de ce printemps, Jean redécouvrit le merveilleux, périlleux oubli de la mort. De nouveau elle devint ce qui n'advenait qu'aux autres. Il retrouva son corps, la joie de prendre des bains, de faire sa culture physique devant la fenêtre, de se frictionner, de se regarder au miroir. Il retrouva ce corps avec ses exigences...

Gilbert Cesbron

Nous vivrons avec nos blessures

On ne peut aimer la vie, aimer tout court, sans en être « blessé ». Mais cette blessure est peut-être nécessaire pour pratiquer en nous ce que le P. Teilhard appelait « l'ouverture nécessaire », l'ouverture nécessaire à la vie tout entière. Tel était, à ses yeux, le seul sens possible de la souffrance et de la mort...

Oui, je sais, il faut y croire...

Mais, même sans y croire, même sans croire à cette « autre vie », qui serions-nous, que serait aujourd'hui notre vie, sans nos blessures ?

Ce sont elles qui nous empêchent de mourir d'ennui et de solitude, dans le « palais de cristal » de nos âges atomiques.

C'est en elles et en elles seules qu'on peut s'approcher de ceux qui souffrent, sans risquer de s'entendre dire : « Vous ne savez pas ce que c'est. »

Ce sont elles qui font que les victimes seront à jamais plus humaines que les bourreaux.

C'est d'elles qu'un homme appelé Jésus et Christ continue de saigner jusqu'à la fin des temps, car tout homme, à tout instant, est Jésus crucifié.

C'est de lui, à travers elles, que nous n'avons cessé d'apprendre le pardon des offenses.

C'est sous la marque de leurs empreintes, à l'ombre de la croix, que nous avons l'audace et l'assurance de dire : personne ne saurait tomber plus bas que dans les bras de Dieu.

Personne n'est jamais un être « fini ».

Car c'est aussi du côté du terme que sont les vrais commencements.

Paul Baudiquey

LA FIGURE DU SERVITEUR SOUFFRANT

D'abord, il n'y avait que la *terre*, terre de douleurs. Puis apparut la *semence*, semence de résistance. De la semence est née la *petite pousse verte* de l'espérance. Et cette jeune pousse verte, grande comme un brin d'herbe, a donné *l'épi*, un épi gonflé de la patience du temps, temps de lutte et d'attente. Et à la fin, tout à la fin de la croissance, apparut le *fruit mûr*, qui nourrit encore le peuple de nos jours, illuminant nos chemins. Et voilà quel est ce fruit : le Serviteur, c'est Jésus, mais également le peuple, le peuple qui souffre, qui suit Jésus-Christ, tenant tête à la souffrance.

Le prophète Isaïe,
Le pemier a été à la raconter
Mais le pauvre de ce monde
Au dehors, dans sa vie, l'a parachevée.

Carlos Mesters

JE REDONNERAI AUX AUTRES SEULEMENT CE QUE JE SUIS

Je ne suis pas vertueux. Je ne suis pas ascète. Je ne suis pas un saint.

Je connais – un peu – mes ombres.

Je sens la douleur des autres, par compassion. Mais je sens la mienne directement et davantage. On se fait tout de même centre du monde, n'est-ce pas ? Et quand on souffre, on tire tout à soi. On n'a plus beaucoup de place, en soi-même, pour autrui. On s'éloigne.

Il a été dit : toute la loi, c'est : faites aux autres ce que vous voulez qu'ils vous fassent, soyez pour eux ce que vous désirez qu'ils soient pour vous.

Et encore : ne jugez pas et vous ne serez pas jugés. Car la divine perfection est de faire briller le soleil sur les bons et sur les méchants et pleuvoir la pluie sur les justes et sur les injustes.

Eh bien, précisément, ce que je veux que les autres fassent pour moi, c'est de ne pas me juger. C'est-à-dire : me prendre comme je suis, m'accepter, croire en moi, espérer en moi, me prendre par le meilleur, pardonner, pardonner d'avance mes manquements, erreurs et défaillances. Je veux (comme tout un chacun je pense) être respecté, considéré, écouté ; je veux qu'on m'aime ; j'attends qu'on me donne ma chance, les moyens de donner ma mesure, et qu'on apprécie ce que j'ai fait et qu'on m'encourage ; qu'on tienne en grande estime ce que j'ai de bon et pour peu de chose ce que j'ai de mauvais (car mon bon côté est mon bon côté, mon mauvais côté est seulement l'envers du bon).

Et qu'on respecte mes secrets.

Et qu'on ne me traite jamais en inférieur, même si l'on a quelque fonction au-dessus de moi.

Eh bien, voilà ce que j'essaierai de donner aux autres.

Ce sera le chemin de ma perfection.

Maurice Bellet

MON REGARD NE SERA PLUS LE MÊME

La maladie, en m'arrachant à mes habitudes, m'a fait prendre conscience de la vanité de nos certitudes. La souffrance balaie toutes les hiérarchies, tous les artifices que les hommes construisent pour se séparer. L'essentiel réside dans les sensations que l'on éprouve, dans l'amour que l'on veut partager. L'expérience de la paralysie a développé en moi une nouvelle philosophie du bonheur plus positive, plus intense.

Je pense à mon hospitalisation, à mes moments de dépression, à mes difficultés financières... mais aussi à toutes ces joies quotidiennes qui ont ébloui mes périodes sombres : l'émotion que l'on ressent devant les gestes d'amour, d'amitié, ou de simple bonté.

Monique Brossard-Legrand

TU NE M'ABANDONNES JAMAIS

Seigneur, dans la perte de mes convictions,
tu es toujours resté un fil conducteur.
Tout s'effondre... Et il y a Toi.
Tu restes présent, tu me rencontres,
puisque je ne vais plus te visiter.
Tu restes une raison de vivre.
Pas mon « opium », ni une roue de secours
utilisée de temps à autre.
Mais, au coeur de la déprime, dans ma détresse,
tu ne m'abandonnes jamais.
Même si je me contente de penser à toi
sans pouvoir te dire un mot,
par ton amour, tu arrives à communiquer,
dans mon silence, dans mes pleurs.
Je me traînais dans la poussière
d'une vie qui se perd.
Tu m'as prise dans tes bras.
Je m'y suis blottie.
J'ai accepté ma nudité.
Tu m'as dit :
« J' t'aime, va sur la route des hommes,
Je ne te laisserai jamais ».
Merci Seigneur.

Madeleine

DANS L'ÉTAU DE LA SOUFFRANCE

J'étais pris dans l'étau de la souffrance, et plus il se resserrait sur ma chair, plus mon coeur se réduisait à la mesure étroite de moi-même. Devant la douleur, je m'étais rétracté, comme les assiégés qui s'entassent en la forteresse. A cela, je ne pouvais rien, moi tout seul. J'étais prisonnier de mon mal, ayant assez à faire que de le supporter. Ma voie se frayait entre deux murs hostiles et mon but c'était obstinément, de ne pas me détourner de Toi.

J'ai marché ainsi, sans amertume. J'ai trouvé les heures lourdes, voyant à chaque pas se rétrécir ma route et retranchant toujours aux pétales fanées de mes joies. Il m'a fallu renoncer à tant de choses que j'ai pu croire que Tu me voulais nu, incapable, réduit à merci. J'ai regimbé, retenant par les franges ce qui m'était ôté. J'ai laissé prendre, sans générosité ; et parfois aussi, avec un sourire de tendresse lassée, je T'ai rendu moi-même ce que Tu réclamais.

Mon Dieu, Tu sais tout ce qu'il T'a fallu de ruse – et d'amour – pour que ces dépouillements ne me fassent pas croire à ton abandon.

Alors, Dieu de ma justice, quand je me suis vu sans plus rien d'humain à quoi recourir, j'ai clamé vers toi, je t'ai sommé de n'étouffer point ce qui demeurait en moi d'encore vivant et comme si Tu n'avais attendu que ce cri de détresse, Tu m'as secouru. Je me suis senti exaucé. Une touche de Ta paix sans fond m'a calmé. J'ai expérimenté cette libération que doit connaître celui qui vend tous ses biens pour Te suivre. J'ai continué par habitude, de marcher dans l'étroit sentier, tête basse, mais avec l'intuition, craintive encore, que l'étroit défilé ne se resserrait plus, que ses murs abrupts, insensiblement s'écartaient.

Suzanne Fouché

COMBLÉ

J'ai demandé à Dieu la force pour atteindre le succès ;
Il m'a rendu faible afin que j'apprenne humblement à obéir.
J'ai demandé la santé pour faire de grandes choses ;
Il m'a donné l'infirmité pour que je fasse des choses meilleures.
J'ai demandé la richesse pour pouvoir être heureux ;
Il m'a donné la pauvreté pour pouvoir être sage.
J'ai demandé la puissance pour obtenir l'estime des hommes ;
Il m'a donné la faiblesse pour que j'éprouve le besoin de Dieu.
J'ai demandé un compagnon afin de ne pas vivre seul ;
Il m'a donné un coeur afin que je puisse me réjouir de toutes choses.

...
(le souffrant ou le malade peut lui-même continuer la liste en décrivant sa propre situation)

Je n'ai rien eu de ce que j'avais demandé,
mais j'ai reçu tout ce que j'avais espéré.
Presque en dépit de moi-même,
les prières que je n'avais pas formulées ont été exaucées.
Je suis parmi les hommes, le plus richement comblé.

Texte gravé dans un institut de réadaptation de New York

La petite fille espérance

La foi que j'aime le mieux, dit Dieu, c'est l'espérance (...).

Que ces pauvres enfants voient comme tout ça se passe
et qu'ils croient que demain ça ira mieux.
Qu'ils voient comment ça se passe aujourd'hui
et qu'ils croient que ça ira mieux demain matin.
Ça c'est étonnant et c'est bien la grande merveille
de notre grâce.
Et j'en suis étonné moi-même
Et il faut que ma grâce soit en effet d'une force incroyable
Et qu'elle coule d'une source et comme un fleuve inépuisable
(...).

Ce qui m'étonne, dit Dieu, c'est l'espérance
Et je n'en reviens pas.
Cette petite espérance qui n'a l'air de rien du tout.
Cette petite fille espérance.
Immortelle (...).

C'est cette petite fille pourtant qui traversera les mondes.
Cette petite fille de rien du tout.
Elle seule, portant les autres, qui traversera les mondes
révolus.

Charles Péguy

Ne me lâche pas, Seigneur

Seigneur, Dieu de Tendresse,
Toi, dont j'ose de moins en moins parler,
Toi que je pressens de plus en plus
au-delà de tout ce que j'ai entendu dire de Toi,
Toi que nulle pensée et aucun mot
ne peuvent contenir,
Toi qui es l'aube, le crépuscule
et le terme de ma vie,
écoute ma prière.

D'une vieillesse paisible et sereine,
fais-moi la grâce, Seigneur.

D'une vieillesse dont les rides disent
ton infinie bonté,
fais-moi la grâce, Seigneur.

D'une vieillesse toujours attentive
au bonheur des autres,
fais-moi la grâce, Seigneur.

D'une vieillesse qui sait encore écouter
le chant des enfants,
fais-moi la grâce, Seigneur.

D'une vieillesse repliée sur elle-même
et sur d'inutiles regrets,
préserve-moi, Seigneur.

D'une vieillesse hantée par les fautes du passé
que ta miséricorde a déjà pardonnées,
préserve-moi, Seigneur.

D'une vieillesse nostalgique qui ne sait plus goûter
les joies de chaque instant,
préserve-moi, Seigneur.

Et si le doute m'assaille,
éclaire-moi, Seigneur.
Si l'approche de la mort m'angoisse,
apaise-moi, Seigneur.
Si la maladie éprouve mon corps,
fortifie-moi, Seigneur.
Si la solitude attriste mon coeur,
visite-moi, Seigneur.
Que la mort me surprenne soudain
ou s'approche lentement de moi,
ne me lâche pas la main, Seigneur.

Accepte l'offrande des années
qui me restent encore à vivre,
transforme-les en dernier chant d'amour
et en humble prière.
Et que jusqu'à mon dernier souffle,
la lumineuse espérance de la Résurrection
illumine ce pauvre coeur
que Tu as créé pour Ton éternité, Seigneur.

Michel Hubaut

La cicatrice : un signe

Les « opérés » ne sont pas diserts, mais pour exprimer leur guérison, ils disent simplement : « Ils ont bien travaillé ! » Tout guillerets, ils repartent guéris, portant dans leur corps la trace indélébile de leurs souffrances, de leurs luttes et de leurs surgissements. Ils n'oublient ni les mauvais jours ni les nuits lancinantes ; ils ne les ont pas oubliés mais ceux-ci sont dépassés et transformés. Leur corps témoigne en même temps – et par la même cicatrice – du mauvais et du bon, de la souffrance et de l'apaisement, de la faiblesse et de la force.

Tout cela peut sembler bien banal, et pourtant :

– il n'y a pas d'humains sans cicatrice, ne serait-ce que celle de l'autonomie de leur propre corps ;
– il n'y a pas de vie d'homme sans l'affrontement permanent des forces de vie et des forces de mort ;
– il n'y a pas d'existence humaine sans faire, dans la chair, l'expérience de la solidarité qui sauve.

Même déformante, la cicatrice est toujours un signe de victoire. Si elle ne se forme pas, une plaie ouverte demeure et, par elle, s'écoule la vie : « elle donne ». De cette fistule peut surgir la mort enveloppante.

Trace de fragilité, parfois lieu de sensibilité, la cicatrice affirme que l'on a pris son autonomie, que l'on a souffert, que l'on s'en est sorti du côté de la lumière.

A TOI, QUE JE RENCONTRE SUR CE CHEMIN DE MALADIE...

Pourquoi cette souffrance ? Pourquoi moi ? Qu'ai-je fait pour être condamné ? Vous ne pouvez savoir ! Vous ne pouvez comprendre ! Tous mes projets tombent et les vôtres sont bien solides. Il me faut ces heures et ces jours de révolte, expression de cette vitalité restante.
Accepte-moi tel que je suis.
Deviens « écoute ».

Tu ne peux faire à ma place le parcours qui est le mien, mais ta compagnie, ta proximité me sont indispensables. Tu ne sais de ma douleur que ce que je peux t'en dire avec mon corps, mes gestes, mon langage. Incommunicabilité. La douleur, ça ne se dit pas. Ça se vit. Si tu essaies toutefois d'imaginer ce que personnellement tu vivrais dans cette situation, cela te permettra, peut-être, d'y voir plus clair dans tes réactions à mon égard.
Accepte-moi tel que je suis.
Deviens « accueil ».

Respecte mon silence et réponds simplement à mes interrogations. Aide-moi à trouver ma vérité, non pas toujours celle que je réclame et qui va me noyer, mais celle qui me permettra de vivre, de garder la tête hors de l'eau, de retrouver la paix, la dignité, un but...
Accepte-moi tel que je suis.
Deviens « espérance ».

Ne sois pas – si tu n'es pas soignant – un poseur de questions. Ne viens pas d'abord pour « savoir » ce que je ne sais peut-être pas encore moi-même. Respecte ma vulnérabilité, ma dépendance... Fais attention à mon hypersensibilité...
Sois gentil, ne fais pas partie des trop nombreux donneurs de conseils. N'ennuie pas le personnel soignant par tes questions : respecte son obligation de secret.

Si je te confie un peu de ma vérité, garde-la pour toi.
Accepte-moi tel que je deviens.
Sois « discrétion ».

Il me faut parfois bâtir des barricades, m'isoler dans ma coquille, ruminer mes soucis. Sois-là, près de moi, à recevoir mes reproches. J'aurai sans doute envie d'un geste amical, d'un regard quand l'orage sera passé. Vous m'avez connu calme et mon agressivité à l'égard de tout et de tous vous étonne. J'avais un caractère difficile, dit-on. Il ne s'est pas amélioré. Au contraire...
Accepte-moi tel que je ne suis plus.
Deviens « patience ».

Ta pitié cajole le nourrisson en moi qui se laisse dorloter. Dès que l'adulte s'éveille, elle l'agace. Garde cette petite distance entre nous, cet espace de liberté qui respecte le mystère de chacun. Déjà, tu connais en partie mon histoire, tu as prise sur mon corps et parfois je te confie de mon intimité. Ne me demande pas plus ou du moins pas tout de suite.
Accepte-moi tel que je suis.
Deviens « délicatesse ».

Toi aussi, tu as pris un masque, un uniforme. Tu as l'autorité de ceux qui sont debout et l'artifice d'un langage technique qui permet de contourner mes questions. Ne suis-je pour toi que l'occasion de ta lutte contre cet ennemi : la maladie... la mort ? Abandonne aussi tes illusions, pour éviter des frustrations : rare est le malade toujours accueillant, calme, souriant et remerciant. Tu t'es bâti une image de ce que je devrais être pour toi : confiance dans tes soins, acceptation de tes compétences et aussi de tes hésitations : gratitude devant la santé retrouvée, devant l'aide apportée pour les papiers...
Accepte-moi tel que je suis.
Deviens « simplicité ».

Toi qui es venu vite à l'annonce de mon hospitalisation, n'oublie pas que la convalescence, la rééducation, la réadaptation... la vie comme avant... la survie... est souvent la période la plus difficile, la plus longue à vivre. Je ne reconnais pas, je ne me retrouve pas, dans ce corps qui n'est plus l'ami, le serviteur d'hier... C'est la période pénible où tout peut se relâcher et où, pourtant, il faut lutter pour me reconstruire en faisant le deuil de ce que j'étais il y a encore peu de temps... Ce n'est pas une période sans danger. Toi, n'oublie pas de me « re-trouver »...
Accepte-moi tel que j'essaie d'être.
Deviens « fidélité ».

Tu viendras avec beaucoup d'autres, peut-être, à ma sépulture. Permets-moi de te dire que c'est, quelquefois, plus facile d'accompagner un cercueil que celui qui n'est pas mort, que l'encore vivant... Tu trouveras le temps pour le cercueil, trouve un peu de temps avant... même si ça dure longtemps !
Accepte-moi tel que je suis devenu.
Deviens « présence ».

A toi, que je rencontre sur ce chemin de maladie, je dis :
Acceptons-nous tels que nous sommes.
Devenons compagnons de route !
Sois-là, présence silencieuse.
« Près de la croix de Jésus se tenaient sa mère, la soeur de sa mère... »
Jésus, donne-moi assez d'amour et de force pour « accompagner » ceux qui viennent près du lit...
Aide ceux qui viennent à discerner comment être là : près de...
Apprends leur à être « accompagnés » par celui qui souffre, par celui qui meurt...

Michel Hodée

La maladie dans les textes bibliques

Une sagesse humaine

« Une santé robuste vaut mieux que tout l'or du monde », Livre de Siracide, chap. 30.
« Honore le médecin pour ses services car lui aussi le Seigneur l'a créé », Livre de Siracide, chap. 38.
« N'hésite pas à visiter les malades », Livre de Siracide, chap. 7.

Le refus... devant Dieu et la recherche de la paix

« J'étais comme une bête mais j'étais avec toi », Psaume 73 (72)
« Ah ! Si j'avais des ailes de colombe », Psaume 55 (54)
« La poussière peut-elle te rendre grâce ? », Psaume 30 (29)
« N'est-ce pas toi qui reviendra nous faire vivre ? », Psaume 85 (84)
« Le matin ma prière est déjà devant toi », Psaume 88 (87)
« Puisqu'auprès du Seigneur est la grâce », Psaume 129
« Que la douceur du Seigneur soit sur nous », Psaume 90 (89)
« Je ne mourrai pas, je vivrai », Psaume 118 (117)
« Devant Dieu je raconte ma détresse », Psaume 142 (141)
« Pour que je marche devant le Seigneur au pays des vivants », Psaume 116 (114-115)

Le refus de la fatalité : la guérison

« Dieu m'a envoyé guérir », Livre d'Isaïe, chap. 61.
Jésus guérit... en suscitant la foi mais aussi la polémique...
Jésus guérit : « la fièvre de la belle-mère de Pierre », Matthieu 4 (38) ; « un lépreux ou des lépreux », Matthieu 5 (12) et 17 (11) ; « un paralytique », Matthieu 5 (17) ; « l'homme à la main desséchée », Matthieu 6 (6) ; « la femme atteinte d'un flux de sang », Matthieu 8 (42) ; « l'épileptique », Matthieu 9 (37) ; « la femme courbée », Matthieu 13 (10) ; « l'hydropique », Matthieu 14 (1) ; « l'aveugle de Jéricho », Matthieu 18 (35)
On peut parcourir ainsi les évangiles de Marc et de Luc : « Jésus envoie ses apôtres pour guérir », Marc 10 (47-51).
Les premières communautés chrétiennes pratiquent la guérison et l'onction des malades : « La guérison du boiteux de la Belle Porte », Livre des Actes des Apôtres 2.

« L'un de vous est-il malade ? Qu'il passe appeler les anciens de l'Église et qu'ils prient après avoir fait sur lui une onction d'huile au nom du Seigneur. La prière de la foi sauvera le patient. Le Seigneur le relèvera et, s'il a des péchés à son actif, il lui sera pardonné. », Épître de Saint Jacques 5 (15).

Le procès du malade

Le livre de Job reprend les interrogations de l'homme qui a perdu la santé (et ses biens). Alors que la maladie était considérée dans la religion juive comme une conséquence proche ou lointaine du péché, le croyant interroge Dieu.
Les amis de Job se font ses accusateurs (si tu es malade tu en es responsable), (tu ne peux pas t'en prendre à Dieu), (tu n'es qu'une créature).
Dieu se fait le défenseur de Job et de son refus d'admettre...

L'évangile de Jean au chapitre 9 fait le récit de la guérison d'un aveugle de naissance et de son procès. Les pharisiens se font les accusateurs, et Jésus le défenseur.

La misère de Dieu

(C'est sans doute le coeur du message de la Bible)
Le Serviteur de Dieu porte sur lui les maladies de l'homme.
Les quatre chants du Serviteur, en particulier Isaïe 52 et 53.
Le personnage du Serviteur est suffisamment flou pour y reconnaître le peuple qui souffre, le juste qui souffre, le messager de Dieu qui souffre, et Dieu lui-même qui souffra avec l'homme.

« Le soir venu, on amena à Jésus de nombreux démoniaques. Il chassa les esprits d'un mot et il guérit tous les malades, pour que s'accomplisse ce qui avait été dit par le prophète Esaïe : c'est lui qui a pris nos infirmités et s'est chargé de nos malades. », Matthieu 8 (16-17).

Le livre de la Passion de Jésus, dans l'évangile de Matthieu, de Marc ou de Luc présente Jésus comme le Serviteur Souffrant.
La tradition chrétienne garde la mémoire de cette Passion avec le symbolisme de la croix et du crucifix ou de la Piéta.

TABLE DES MATIÈRES

Les textes composant ce recueil provenant de diverses sources, il n'a pas toujours été possible de retrouver l'oeuvre d'où ils sont extraits, ni l'éditeur qui les a publiés. Nous vous remercions de nous signaler toute omission pour une nouvelle réédition.

Mise en pages par EDIMICRO
29, rue Descartes - 75005 PARIS
Tél. : (1) 43 25 35 77 & 36 77 - Télécopie : (1) 43 25 37 65

Achevé d'imprimer par Corlet, Imprimeur, S.A.
14110 Condé-sur-Noireau (France)
N° d'Éditeur : 4889 - N° d'Imprimeur : 9825 - Dépôt légal : mars 1995
Imprimé en C.E.E.